JN070488

Candy Link Books

著◉杉浦真由美

医療者のための

教える技術

オンラインと対面のハイブリッド教育研修

教え
やすい

学び
やすい

MC メディカ出版

はじめに

　2020年の春、突然の「研修オンライン化」は、多くの人々が想定していなかった事態でした。そのうえ、新入職者を迎えるタイミングだったということもあり、「とにかくこの事態を乗り越えなければならない」と、多くの研修がスピード重視で作られ、かつ手探りでオンライン化が進められてきました。

　こうした中、私は教育工学の専門家という立場から学内外に向けて、よりよいオンライン授業および研修を行うためのノウハウの提供を続けてきました。なぜなら、授業や研修でうまく教えるためには、「教え方のスキル」「設計力」「運営力」が必要だからです。

　研修のオンライン化は、IT技術の発展や社会的状況、参加者のニーズによって急速に発展しています。決して緊急避難のためだけのものではありません。対面での研修が可能になったとしても、オンラインのメリットが活かされた形で、今後は対面とオンラインを組み合わせたハイブリッド型が定着していくでしょう。

　本書の事例の多くは看護師を扱っていますが、研修の方法は職種や教える内容を選ばない普遍的なものです。そのため看護師に限らず、さまざまな職種の方にも役立つ内容であると考えています。

　これから研修を始める方には、ぜひじっくりとお読みいただき、ご活用いただければ幸いです。また、これまでに研修を実践されている方には、研修のさらなる効果・効率・魅力を高めるために役立てていただけることを、心から願っております。

謝辞

　メディカ出版には『伝わる・身につく ナースのための教える技術』に続き、本書籍の刊行を決定していただきました。とりわけ、上田真之さん、佐藤いくよさんには、本書の構想段階から校正まで大変お世話になりました。イラスト担当の早瀬あやきさんには、研修で教える場面をイメージしたマンガを描いていただきました。

　みなさまのお力添えもあり、自分でいうのもなんですが、多くの方々に役立てていただける本ができあがりました。心より感謝申し上げます。

2021年8月

杉浦真由美

目次

第**3**章 教育・研修の設計方法　　　89

第 **4** 章 ファシリテーション   153

マンガの登場人物

杉山さくらさん
（看護部教育担当主任）

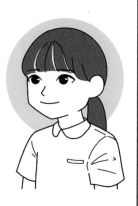

//

あすなろ総合病院ナース15年目

やさしく穏やかで気配りもできることから、スタッフだけではなく患者さんからも信頼度が高い。部署で「教え上手」と評判だったこともあり、今年度から看護部の教育担当主任に就任。
実地指導は得意なほうであるものの、教育研修の設計に難しさを感じている。

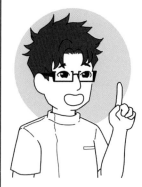

浦田丈太郎くん
（部署の教育担当者）

//

あすなろ総合病院ナース12年目

気さくで話しかけやすく、後輩ナースの兄貴的存在。部署では教育担当者の役割を担っている。
今年度から看護部教育委員会の一員になった。
教えることは好き。その一方で、熱意にあふれて空回りすることが多い。

マユミ先生
（大学教員・あすなろ総合病院研修講師）

//

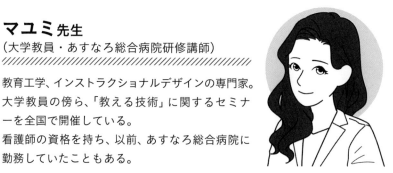

教育工学、インストラクショナルデザインの専門家。大学教員の傍ら、「教える技術」に関するセミナーを全国で開催している。
看護師の資格を持ち、以前、あすなろ総合病院に勤務していたこともある。

第1章

研修を設計するための
理論やコツ

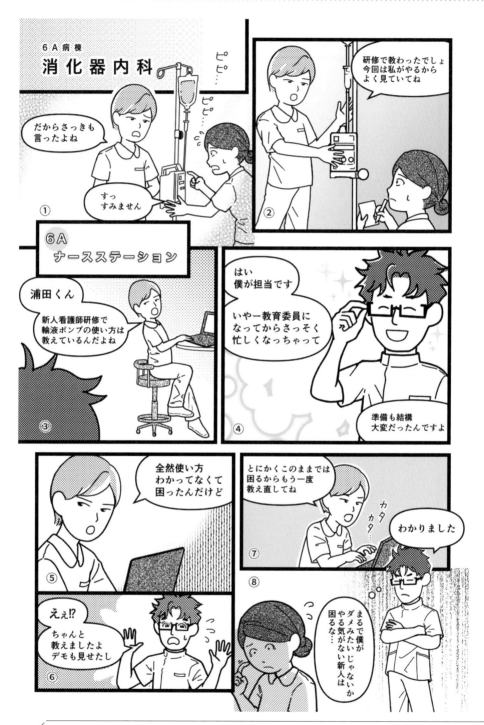

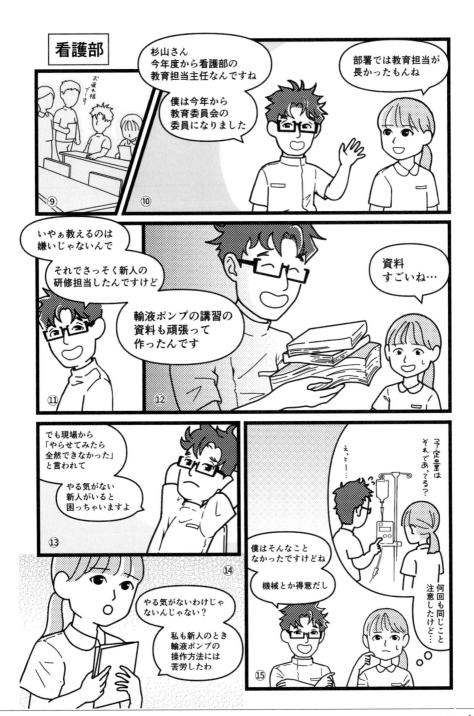

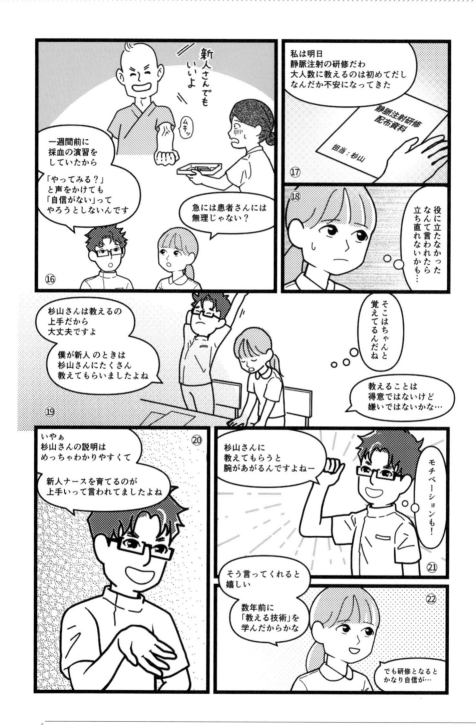

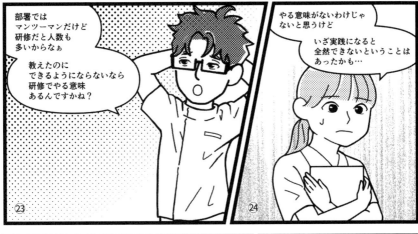

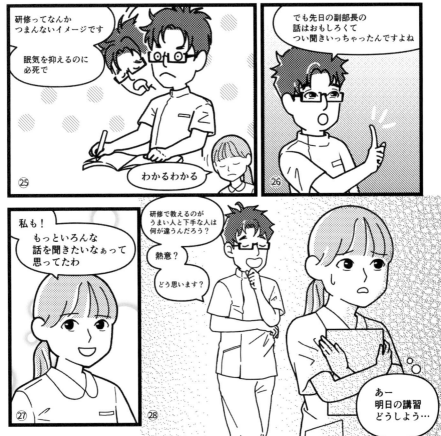

うまく伝わらないのはなぜ？

　教える人の中には、教えたい内容があり、それを相手に伝えたら、その人はできるようになると考える人がいます。しかし、「教えた」とは、マニュアルどおりのことをただ伝えるということではありません。自分ができることが相手もできるようになったとき、そして相手が最終的には自立してできるようになったときに、初めて教えたといえます。

　つまり、教えたことを相手がきちんと実践できていれば「教えた」ことになりますし、実践できていなければ、それは「教えたつもり」で終わっているということです。教科書やマニュアルをもとにたくさんの資料を用意し、マニュアルどおりにしゃべって満足してしまう人がそうなのかもしれません。

　マニュアルや教科書だけで理解できるのであれば、そもそも教える人は必要ありません。マニュアルや教科書があっても教える人がいるということは、つまり「マニュアルや教科書だけでは不十分」ということです。

　なぜ研修でうまく伝わらないのか。それには、いくつか理由があります。1つは、私たちのほとんどが「教え方」を習ったことがないからなんです。学校では、国語や社会、英語や数学などの授業がありました。看護基礎教育でも、解剖生理学や基礎看護技術といったさまざまな講義や演習、さらに実習がありました。しかし、「教え方」という授業は受けたことがないのではないでしょうか。

　それもそのはず。「教え方」という教科は、高校や看護大学・専門学校には存在しません。また、私たちにいろんなことを教えてくれた先輩も同様に、教え方を学んだという人はほとんどいないと思います。「教え方」を学んでいない人がうまく教えられないのは当然のことなんですね。

教え方がうまい人はどんな人？

　私は、各地で「教える技術」の研修をしています。そして、研修が始まる前に「教えることは好きですか？」「教えることは得意ですか？」という質問をします。すると、多くの方が「教えることは嫌いではないけど、得意ではない」と答えます。また「嫌いだし、得意でもない」と答える方も少なくありません。

　教えることが得意かどうかは、自分で決めるというよりも、周りの人がどう評価しているかによることが多いです。冒頭マンガの杉山さんは、自分では教えることは得意ではないと考えているようです。しかし、教えた相手からは『ちょうどいい説明をしてくれるのでわかりやすい』と言われていました。**“ちょうどいい説明をする”というのは、相手に合わせて教え方を工夫している**ことになります。教える相手にとってちょうどいい説明ができるのは、相手のことをよく観察している証拠です。

　さらに、『杉山さんに教えてもらうと、みんな腕が上がる』と周りから称賛の声があがっていました。**“教えたことができるようになる”**ためには、「できているところ」と「できていないところ」を**明確**にして、**フィードバックする**必要があります。杉山さんは、「教える技術」を身につけて、実践で活かしていたようです。

　また、部署では『杉山さんは新人ナースを育てるのがうまい』と評判だったようですね。**教えることが上手になると、師長や同僚から信頼され、好印象をもたれる**ようになります。その結果、杉山さんは、看護部の教育担当者に抜擢されたというわけです。

　こうして、教える技術を身につけていれば、研修もうまくいくのでしょうか。研修では、教える技術に加えて、研修を設計したり運営したりするスキルも必要になります。つまり、部署で教えることがうまかった人でも、研修で教えるときには、一筋縄ではいかないということです。

「熱意」があれば相手に伝わる？

　研修では、「熱い講師陣が勢揃い」「私たちの熱い思いを伝えます」といったフレーズを目にすることがあります。ときに、講師が熱血指導をする研修もみかけます。みなさんは、熱意があれば相手に伝わると思いますか？

　もちろん、熱意はないよりもあるに越したことはありません。しかし**「教える技術」という観点**では、**相手ができるようになったことで「教えた」と言える**ので、極端な話、熱意がこもっていなくても、相手ができるようになったらそれでオッケーなんです。

　ときどきみかけるのが、教え方が下手なのを熱意で補おうとする人です。「頑張れ！」とか「あなたならできる、自分を信じて！」といった言葉で相手を鼓舞しながら教える人、いますよね。しかし、いくらこのような言葉で励まされたとしても、言われた方は何を頑張ればいいのかわからず、空回りしてしまうでしょう。また、こうした熱意が先行している講師は、「自分が一生懸命教えているのに、どうしてできるようにならないんだろう…」といった思考になりがちで、結果的に「もっと一生懸命教えなければ」とさらに熱くなってしまったり「私がこんなに一生懸命教えているのにできないなんてやる気がないのか!?」と相手を責めるようになってしまうことがあります。

　教える人がするべきことは、熱意を前面に押し出すのではなく**「どう頑張ればいいのか」「何を頑張ればいいのか」「何ができるようになる必要があるのか」を具体的に示す**ことです。具体的に示すためにはしっかり相手のことを観察しなければならないので、熱意よりは冷静さのほうが必要かもしれません。

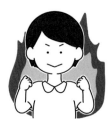

教えることとコミュニケーション

　　研修で忘れてはならないのが、教える相手の存在です。教えるという行為は、1人では成立しません。つまり、2人以上の間でやりとりされるわけですから、教えることはコミュニケーションのひとつといえます。そのため、普段からコミュニケーションをとるのが苦手という人は、きっと教えることにも苦手意識をもっているでしょう。

　　では、コミュニケーション上手な研修講師は、いったいどのようなことを実践しているのでしょうか。

教える相手の状況を把握している

　　教え上手な講師は、教える内容について参加者がどれくらい知っているのか、**相手をよく観察して相手の状況をつかんでいます**。研修では、事前に参加者へアンケートを取ったり、部署の師長や教育担当者の声を聞いたりして、具体的に何をどう教えればいいのか明確にしています。

教える相手にちょうどよい知識を提供している

　　事前に参加者の状況をつかんでいるため、それに合わせて**ちょうどよい知識を提供しています**。つまり、易しすぎず難しすぎないということです。参加者がもっている知識よりもほんの少し難しい知識を提供するようにしています。

練習する機会とフィードバックを与えている

　　教えたことを参加者が実践場面で活かせるように、**練習する機会を設けます**。研修では、演習を中心に行い、簡単な技術から難しい技術へ段階的に成功体験を与え、**個別に**フィードバックをしています。

部署の教育担当と連携している

　研修で教えたこと、演習で実践した結果を、部署へ伝達します。そして、**OJT で実施してほしいことを伝えて、練習する機会を作ってもら**っています。個別にサポートが必要だと感じた参加者がいた場合には、演習の様子などを部署の教育担当者に伝達します。

研修が役に立ったかどうか確認している

　教えたことが実践場面で活かせたかどうか、後日部署の師長や教育担当、参加者の声を聞いています。研修でうまくいったことは継続し、うまくいかなかった場合は、研修方法を改善したり、新たにフォローアップするための研修を企画したりします。

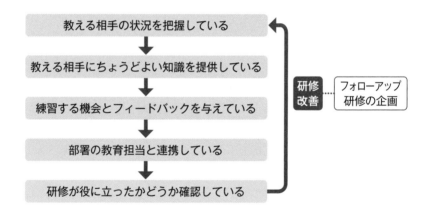

　これら研修講師が実践していることは、いずれもコミュニケーションと対応しています。研修の参加者だけではなく、部署の師長や教育担当者とも良好なコミュニケーションを築くことによって、教える方法や内容はどんどんよくなっていきます。教え上手とコミュニケーション上手は密接に関連しているということです。

研修の成果は参加者ができるように
なったかどうかで測る

　研修がうまくいったかどうか、どのようにして確認しているでしょうか。研修では、参加者にアンケートを取ったり、満足度や感想を聞いたりします。しかし、「満足した」「ためになった」といった感想だけで研修の成果を確認したとはいえません。なぜなら、私たちが**研修で教える内容は、実践場面で活かせなければ意味がない**からです。

　研修で教えたことを参加者が実践で活用できた場合は、研修が効果的であったと考えます。一方、実践で活かせていなかった場合、どのように捉えたらよいのでしょうか。研修のやり方がよくなかったと思うよりも、参加者の意欲が足りなかったとか、能力が十分でなかったと考えてしまいがちです。本当にそうなのでしょうか。

　もし、参加者の意欲が足りないのであれば、**意欲を引き出すような動機づけが必要**です。なぜ、この研修を受ける必要があるのか、これから学ぶことが実践のどんな場面で活かせるのかということを説明します。

　また、参加者の能力が十分でなかったと感じたのであれば、**研修を受けるために必要な事前準備をさせる必要**があります。ラダーレベルに応じて研修を行っていたとしても、参加者は部署も経験知も異なるわけですから、足並みが揃っていなくて当然です。そうした参加者に対して研修前からフォローすることも、講師にとって重要な役割です。

　研修の成果は、参加者の「実践」でしか測れないということです。

教える目標（ゴール）と評価

　教えるためには、何を教えるのか目標（ゴール）を明確に示すことが重要です。なぜなら、ゴールに到達するための研修を設計し、ゴールに到達したかどうか評価を行うからです。当然のことのように思えますが、ゴールを設定するのが難しいと感じたことがある方が少なからずいるのではないでしょうか。

　たとえば、看護観の研修でこのようなゴールが挙げられていたとします。
- **看護観を深める**
- **患者さんに思いやる気持ちをもつ**

「看護観を深める」「患者さんに思いやる気持ちをもつ」ことは、どちらも一見ゴールが示されているように思えます。しかし、看護観の深さや患者さんを思いやる気持ちはどうやって測ればいいでしょう？　こうして考えてみると、ゴールとしてはあいまいですし、教える側が「こうなってほしい」という願望にすぎません。

　もちろん、看護観の研修では、研修をとおして看護観を深めてほしいですし、患者さんに思いやる気持ちをもってほしいものです。しかし、研修で教えるときには、相手ができるようになってほしいことを**具体的**かつ**行動レベル**で設定する必要があります。それが「ゴール」となります。

　ゴールの行動を研修の参加者に具体的に伝え、**参加者がそのゴールの行動を、他者の力を借りることなく1人でできるようになって初めて「ゴールに到達した」といえる**ということです。

ゴールは3つの領域に分けられる

　研修では参加者の内面的な気持ちが変わっているかどうか、なかなか判断できません。そのため、ゴールは行動レベルかつ具体的に設定する必要があるということは理解していただけたかと思います。ゴールの行動は次の3つの領域に分けられます。

> ❶ 採血する、輸液ポンプを使う、ベッドメイキングをする
> ❷ 薬剤の名前を覚える、クレームに対応する、アセスメントする
> ❸ 物事を始める決心をする、リーダーシップをとる、習慣化する

　❶は、主に「身体の動作」が中心となります。これを「**運動スキル**」といいます。「**身体をどのように動かせば上手にできるのか**」を教えることがゴールです。看護では、採血の一連の動作、輸液ポンプの使い方、ボディメカニクスを使ったベッドメイキングなどがあります。

　❷は、運動スキルとは異なり、複雑な思考が必要となります。頭を使ってよく考えるスキルです。頭を使って考えることを「認知」というので、このスキルを「**認知スキル**」といいます。「**どのように思考するのか**」を**教えることがゴール**です。看護では、薬剤の名前と主作用・副作用を覚える、患者さんやご家族からのクレームに対応する、アセスメントした内容を医師に報告するなどがあります。

　❸は、物事を選んだり避けたりするスキルです。これを「**態度スキル**」といいます。たとえば、リーダーシップをとるには、どのような状況でどう判断しどんな指示を出すかという認知スキルが必要です。しかし、わかっていても、それを実行に移さなければリーダーシップをとることにはつながりません。実際に**リーダーシップを発揮した行動や態度をとる**ことがゴールです。看護では、看護研究を始める決心をする、メモをまとめなおす習慣をつけるなどが当てはまります。

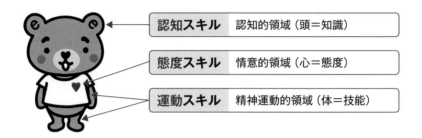

認知スキル	認知的領域（頭＝知識）
態度スキル	情意的領域（心＝態度）
運動スキル	精神運動的領域（体＝技能）

　このように、ゴールは3つの領域に分類できます。研修で教えたいこと・教えるべきことは何なのか、この分類に当てはめて明確にすることにより、適切なゴールを設定することができます。

評価方法

　ゴールは3つの領域に分類できることがわかったら、次は評価について考えてみます。わかりやすいものとして「歯磨き」を例に挙げていきます（**表1**）。

　みなさん、歯磨きをするとき、「まず水道の蛇口をひねってコップに水を入れて、次に右手で歯ブラシを持ち、左手は歯磨き粉を持って…」と考えながら行動していますか？　きっと何も考えずに自然と手が動いているのではないでしょうか。運動スキルは、習得できたら何も考えなくても正確かつスムーズに一連の動作ができるという性質があります。歯磨きを教えるゴールは、歯ブラシとフロスを使って、磨き残しなく歯磨きができることです。そして、歯磨きを実際にやらせてみて評価を行います。

　認知スキルは、頭を使って考えるスキルです。みなさんは、なぜ歯磨きをしていますか？　そう、歯磨きをしないと虫歯や歯周病になるということを知識として持っているからですね。歯磨きを教えるゴールは、歯磨きをする理由がわかること、さらに、フロスを併用したほうが、より歯垢が取れるという知識を持っていることです。そして、毎食後に歯

表1 ● 教えるゴールと評価方法

領域	性質と行為	教えるゴール	評価方法
運動	身体を使って覚えること ➡修得できたら、何も考えなくても正確かつスムーズに一連の動作ができる	歯ブラシとフロスを使って磨き残しなく歯磨きができる	歯磨きを実際にやらせてみる（磨き残しがないか歯垢染色剤でチェック）
認知	頭を使って考えること ➡記憶する、思考する、確認する、計算する、分類する、問題解決できる	歯磨きをしないと虫歯や歯周病になるという知識があるなぜフロスを併用するとよいのかという知識がある	毎食後に歯磨きをすることができる
態度	ある物事や状況を選ぶ／避ける気持ち ➡始める決心ができる、行動を選択できる、習慣化している	決められたタイミングで歯磨きができる	毎食後に歯磨きをしようと決心できる食後の歯磨きが習慣化している

磨きができるかどうかで評価を行います。

　態度スキルは、ある物事や状況を選んだり、避けたりする気持ちです。食事をしたあとやおやつを食べたあと「早く歯磨きをしないとな…」と思いつつも、たまに「面倒だな」と感じて、つい先延ばししてしまうことがあるのではないでしょうか。すでに歯磨きをするための運動スキルと認知スキルは持っていたとしても、それを始めるためには「さあ、始めよう」と決心する態度スキルが必要になります。毎食後に「さあ、歯磨きをしよう」と決心でき、習慣化しているかどうかで評価を行います。

　ゴールの設定は、第2章（p68）コラムでも紹介します。

研修講師に必要な3つのスキル

　研修の成果は、参加者が実践で活用できたかどうかによって測られます。では、参加者の実践レベルを向上させるために、講師にはどのようなスキルが必要なのでしょうか。

教え方のスキル

　1つ目は「**教え方のスキル**」です。これは、研修の参加者に応じて、最適な方法で教えることができるということです。最適な方法で教えるためには、教えることに関する理論について学び、教え方のレパートリーをいくつか持っていることが必要です。「理論」と聞くと難しく感じるかもしれませんが、大丈夫です。第2章を中心として、わかりやすく解説していきます。

　また、教えるときには「教える相手」がいます。相手のことを理解しようとするときには、どうしても心理学的な裏付けが必要になります。看護師は対人援助をする専門職ですので、看護学生の頃から心理学に触れてきたかと思います。看護における心理学では、人間の行動や心理状態について理解するための基礎的概念を学んできました。そして、それらを用いて、患者さんやその家族の状態を科学的に洞察して、最適な方法でケアを行うことを目指しています。

　このような視点でみてみると、ナースのみなさんは教える技術の素質を備えている方が多いのではないでしょうか。教え上手かどうかは、看護の場面だけではなく、教える場面でも教える相手の行動や心理状態に合わせて最適な教え方をしているかどうかということになるでしょう。

研修設計力

　2つ目は「**研修設計力**」です。これは、研修をどのように進めていけ

ばいいのか、また事前課題や事後課題をどのように設定すればいいのか
など全体を設計するスキルです。さらに、教育担当者になると、1年単
位やラダー単位で研修を設計する必要があるでしょう。こうして研修の
設計について考えるときには、「インストラクショナルデザイン」の知
見が役に立ちます。インストラクショナルデザインは、教えることに関
する科学と技術の集大成です。すなわち、インストラクショナルデザイ
ンの枠組みを使えば、うまく研修を設計することができるようになるの
です。

研修運営力

　3つ目は「**研修運営力**」です。これは、参加者が活動しやすくなるよ
うに支援したり、活動が円滑に進むように舵取りをしたりすることです。
こうした支援をするためには、外面的な設計のみならず、参加者1人ひ
とりの思考プロセスに共感したり、参加者同士の関係性を構築したりす
ることも必要になります。このように、活動を容易にしたり円滑にした
りするためには「ファシリテーション」が役に立ちます。ファシリテー
ションは、もともとグループ体験による学習を促す方法として提唱され
ましたが、幅広い分野で応用されているスキルです。活動領域によって
捉え方は少しずつ異なりますが、いずれの領域においても人と人との相
互作用の促進を目指しています。ファシリテーションを研修に取り入れ
ることにより、研修の効果を高めている事例がたくさんあります。

教え方の
スキル

研修
運営力

研修設計
スキル

以上、教え方のスキル、研修設計力、研修運営力の3つのスキルは、それぞれ科学的な理論で支えられています。これらは、教育研修を実践するみなさんにとって役に立つものばかりであり、こうした理論的背景に基づいて研修を設計し実践すれば、参加者にとって最適な学びを提供することができるでしょう。

　看護師は、日常業務に加えて、現場で後輩の指導をする役割も担います。また、経験年数を積むにしたがって、研修や勉強会を任されるようになる大変な職業です。しかし、後輩を育成することも看護師にとって重要や仕事のひとつなのです。**後輩が育てば、職場はうまく回るようになり、患者さんにとって最適な療養環境を提供することも容易にできる**ようになります。教育研修のスキルを身につければ、研修のみならず、小規模の勉強会も実地指導もうまくいくようになります。そして、教え方で思い悩むことも少なくなるでしょう。

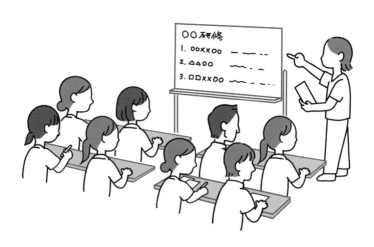

Column

自著紹介　誰でも"教え上手"になれる！

『伝わる・身につくナースのための教える技術』は、忙しい現場で仕事をしながら実地指導をしているナースのために書きました。この本は、とくにこのような方に読んでほしいと思っています。

- 教えることは難しいと感じている実地指導者
- 新人看護師の指導で悩んでいる教育担当者
- 教え上手になりたいと思っているみなさん

インストラクショナルデザインは、効率的で効果的かつ魅力的な教え方を提供してくれます。私もインストラクショナルデザインを学んで教え方のコツがわかり、上手に教えることができるようになったとともに、教えることが好きになりました。本書は、考え方のコツや、実地指導のポイントを中心に書いています。本書を読んで、「実地指導についても詳しく知りたい！」と感じた方は、この本をお手にとっていただければと思います。

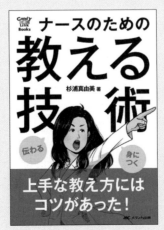

『伝わる・身につく
ナースのための教える技術』
杉浦真由美 著
メディカ出版

Q1 教えたことがうまく伝わらない原因はなんでしょう？

① 講師の熱意が足りない

② 参加者のモチベーションが低い

③ 教え方のスキルが不足している

Q2 研修がうまくいったかどうか、どうやって確認しますか？

① 研修に満足したか確認するためにアンケートを実施する

② 研修で教えたことを自立してできるようになったか演習で確認する

③ 研修後に研修生のやる気の程度を5段階で調査する

Q3 クレームに対応するスキルは、以下のどの領域に当てはまりますか？

① 運動スキル

② 認知スキル

③ 態度スキル

▶解答はp236にあります。

第2章

研修に役立つ理論と
研修を活性化する方法

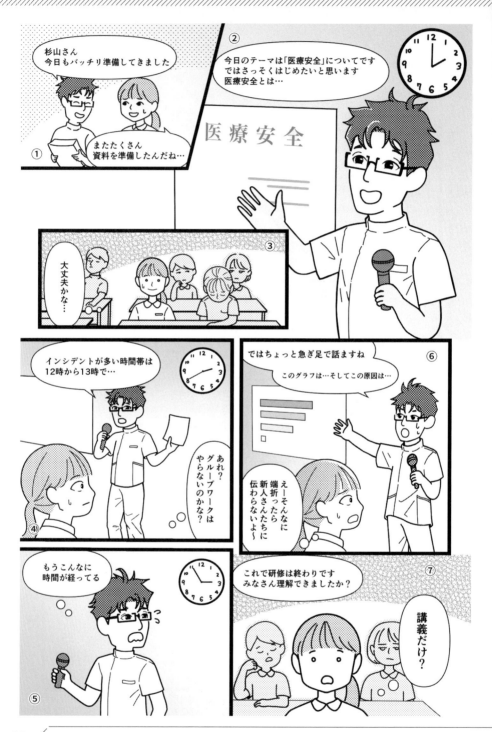

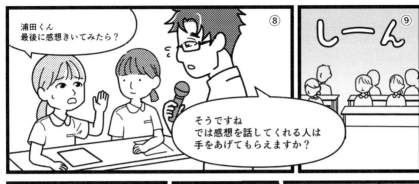

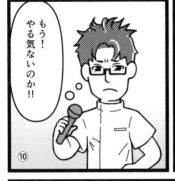

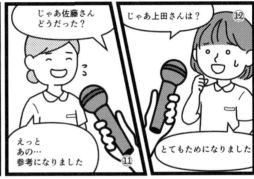

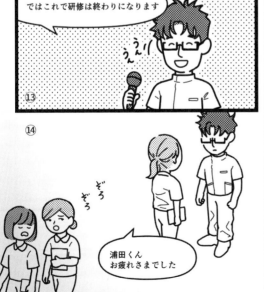

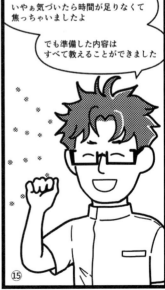

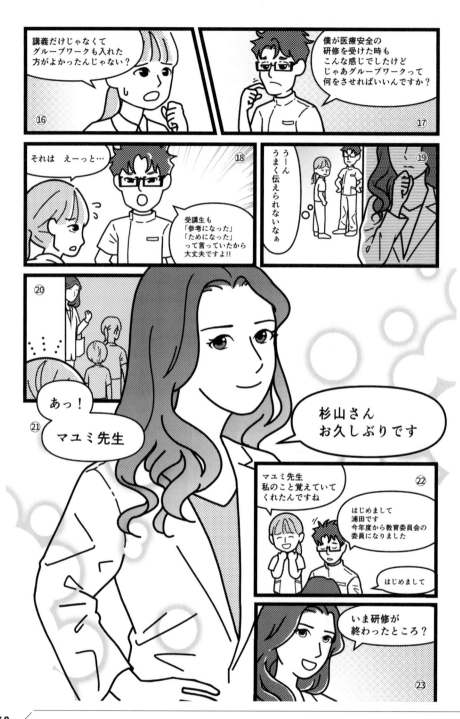

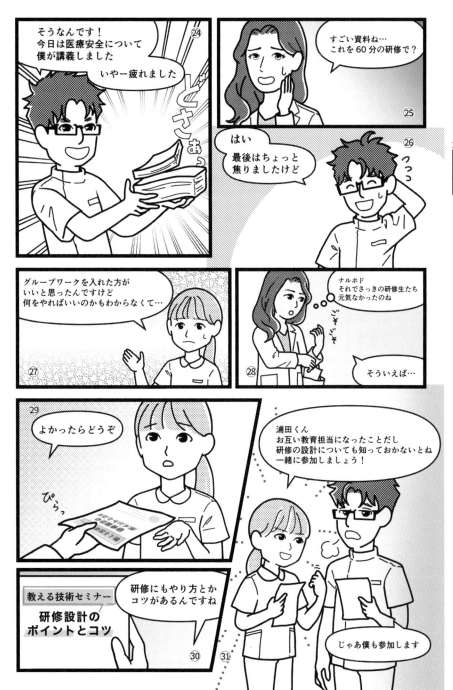

研修を設計・改善する

　いま行われている研修は、どうやって設計しましたか？　いずれも、目標を定めてから、実施方法や評価方法について検討しているのではないでしょうか。一方で、研修の成果を、参加した人数や開催回数を実績として捉えたり、アンケートで「よかった」と答えた人数が多ければ、研修がうまくいったとみなしてもいいのか、悩むこともあるでしょう。

　研修は、限られた時間の中で、講義以外にもグループワークやロールプレイなどの活動を行います。さらに、参加者のやる気や満足感を高めるためにはフィードバックも重要です。研修を設計するときには、**講義とさまざまな活動を、どのような順番で、それぞれにどれくらいの時間を割り当てていくのかについて考慮する**必要があります。そして、最終的には「**現場でさっそく使ってみたい**」「**学び続けたい**」と思ってもらえることを目指します。

　ここでは、研修の設計・改善をするときに役立つ理論について、学習効果と関連づけながら解説していきます（図1）。主に「院内研修」を想定していますが、**基本的なステップは、部署の「勉強会」でも応用できます。**こ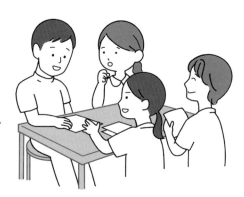れから研修を設計する方だけではなく、より効率的で効果的な研修を目指したい、魅力的な勉強会を計画したいと考えている方にも役に立つでしょう。

研修設計／改善	学習効果	
ガニエの 9教授事象	経験学習 モデル	ARCS動機づけ モデル
90/20/8の法則	70：20：10の 法則	スモールステップ
マイクロ フォーマット	5,000時間仮説 10年修行の法則	即時 フィードバック
ロケットモデル	時間モデル	リビジット
ゴール設定	短期記憶と 長期記憶	技能と挑戦のバランス

図1 ● 研修の設計・改善理論と学習効果

ガニエの9教授事象：
研修の設計には型がある

　研修の設計では、「導入―展開―まとめ」の流れをつくることがポイントです。すなわち、いきなり本題に入るのではなく、少しずつ段階を踏んで本題に入り、進めていくということです。

　研修の設計には、「ガニエの9教授事象」というモデルを使うと便利です。この理論を用いて、9つのステップで研修を組み立てていきます。

研修を設計する9つのステップ

ステップ①　学習者の注意を引く
　　　　　　「皆さん、ちょっとこれに注目してください」
ステップ②　研修の目標を知らせる
　　　　　　「これができるようになることが今日の目標です」
ステップ③　すでに学んだことを思い出させる
　　　　　　「前回の研修でこれについて学びましたね」
ステップ④　新しい学習内容を提示する
　　　　　　「今日の新しい内容はこれです」
ステップ⑤　研修の進め方を説明する
　　　　　　「この方法で研修を行います」
ステップ⑥　演習をする
　　　　　　「では実際にやってみましょう」
ステップ⑦　フィードバックを与える
　　　　　　「うまくできましたか。どこが難しかったですか？」
ステップ⑧　研修の効果を評価する
　　　　　　「研修で学んだことを確認してみましょう」
ステップ⑨　学習したことを実践場面で活かせるように促す
　　　　　　「今回研修で学んだことは、どのような場面で活かせますか？」

学習者の注意を引く

　最初のステップ①と②では、まず学習者の注意を引き、この研修のゴールを明確にします。注意を引くために、身近なものや奇抜なものなどを提示するところから始めるのもよいでしょう。みんなの注意が集まったところで、今回の研修のゴールを明確に説明します。

過去に学んだ内容を思い出してから研修に入る

　次のステップ③と④では、今回の研修の前提となることを思い出してから、新しい学習内容を提示します。過去に学んだ内容は忘れ去られていることが多く、それを思い出すことで、新しく学習する内容を受け入れやすくなります。

新しい学習内容について学ぶ

　その次のステップ⑤⑥⑦では、新しい学習内容についてどのように学べばよいかを説明した後、演習を行い、その演習内容についてフィードバックします。うまくいっていない場合には、個別にアドバイスして、つまずきを最小限にします。グループワークでは、各グループにファシリテーターを配置するのもよいでしょう。

研修内容を確実に理解できたか評価を行う

　ステップ⑧と⑨では、研修の終わりに簡単なテストを行い、学習者が確実に理解したかどうかを評価します。これは、学習者ができるようになったことを自分で確認して、自信をもつようにすることが目的です。もし不完全な理解をしていれば、このテストによってカバーすることもできます。

実践場面で活かせるように促す

　最後に、今回学んだことを実践のどのような場面で活かせるのか具体的にイメージしてもらいます。たとえば、部署のどのような場面で使え

るのか話し合ったり、実践することを課題として提示したりして終わります。こうすることで、単に研修に参加しただけではなく、この研修で学んだことを実践場面で応用しようという動機づけにもつながります（動機づけの詳細は、p61「ARCS動機づけモデル」を参照）。

　9つのステップは多いと感じる方がいるかもしれません。しかし、60分の研修でも、9教授事象にもとづいて組み立てることができます（**表1**）。私はほとんどの研修をこれら9つのステップで進めています。設計しているというよりも、自然とこの流れになっています。なぜなら、このステップを踏むことによって、講義やワークが分断されることなく、シームレスな研修を実現することができるからです。新たに研修を設計したとき、また研修を見直すときには、ステップが抜けていないか確認するとよいでしょう。

表1 ● 研修を60分で設計したときの時間配分

展開		事象	時間
1	導入	学習者の注意を引く	10分
2		研修の目的を知らせる	
3		すでに学んだことを思い出させる	
4	展開	新しい学習内容を提示する	10分
5		研修の進め方を説明する	
6		演習をする	30分
7		フィードバックを与える	
8	まとめ	研修の効果を評価する	10分
9		学習したことを実践場面で活かせるように促す	

Column

導入で"ハッとする"体験を取り入れる

　医療者向けの「フィジカルアセスメント」の研修を例にご紹介します。
フィジカルアセスメントの場面では、五感をフルに活用する必要があり
ます。とくに視覚（視診）、聴覚（聴診）、触覚（触診）は、アセスメント
するうえで欠かせません。そのためフィジカルアセスメントの研修では、
五感をいかに使うかということを教える必要があります。でも、なんだ
か難しそうですよね…。

　そこで最初のステップでは、身近な物を使って参加者の注意を引きま
す。

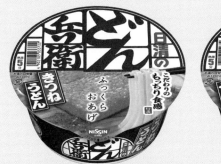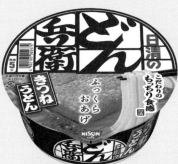

画像提供：日清食品

　グループに2つのカップ麺を用意します。そして「みなさん、同姓同
名の『どん兵衛』さんです。フィジカルアセスメントをしてください」
と言います。たいていの参加者は「え？」「なんで？」「なにが違う
の？？」と戸惑うでしょう。
　実はこの2つのどん兵衛、見た目はほぼ変わらないのですが、「東日
本」と「西日本」で販売されているどん兵衛なのです。

まず、参加者は「どこか違うのかな…」とパッケージをじっくり見はじめます。そこで講師は「あっ、視診が始まりましたね」と伝えます。

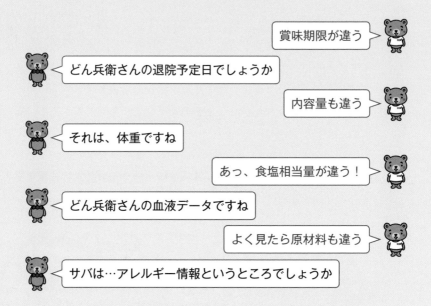

賞味期限が違う

どん兵衛さんの退院予定日でしょうか

内容量も違う

それは、体重ですね

あっ、食塩相当量が違う！

どん兵衛さんの血液データですね

よく見たら原材料も違う

サバは…アレルギー情報というところでしょうか

次に、手に持ってみたりするでしょう。そこで「それは触診ですね」と声をかけます。大きさを比較してみたり、触り心地に違いがないか確かめたりします。

さらに、振って音を確かめたりするでしょう。そこで「聴診が始まりましたね」と伝えます。中身が見られないわけですから、音を聴いて判断しようとするのです。『食べたら違うのかな』『お湯を入れてみてもいいですか』なんて声も聞こえてきます。さすがに研修なので味覚は試してみることはできませんが、いかに五感を使うかということを楽しみながら実践できたようです。

図2 ● 東と西のどん兵衛の比較

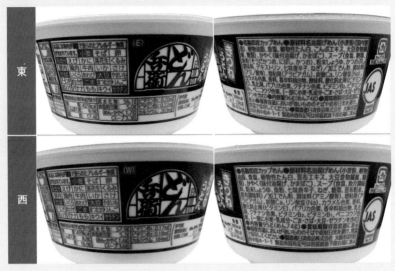

≫ "ハッとする体験"は記憶に残りやすい

　研修ではどれだけ「観察は重要ですよ」「ちゃんと見てくださいね」と言ったとしても、「よく見る」ということがいかに重要なのか理解できなければ実践することはできません。このようなときには、やってほしいと思うこと（覚えてほしいこと）について"ハッとする体験"をしてもらいます。

　「面白かった」「びっくりした」といった感情は、体験とあいまって記憶に残りやすくなるのです。

　研修後に食堂では参加者が「さっきのどん兵衛ってさ…」「種類があるって知ってた？」「よーく見ないとわからなかったね」などと話している声が聞こえてきました。別の日には「コンビニでどん兵衛を見るたびにフィジカルアセスメントのことを思い出します」という声も聞かれました。

　臨床の場面でカップ麺の観察をすることはありませんが、「五感を使う」とはどういうことなのかを学ぶきっかけにはなったようですね。

90/20/8の法則：
適切な時間配分で学習効果を高める

先ほど「ガニエの9教授事象」では、9つのステップを紹介しました。研修設計の専門家であるボブ・パイク氏は、時間配分について「90/20/8」の法則を提唱しています。

90/20/8で時間配分をする

研修の設計では、どのような時間配分にすると学習効果が高まるのかという視点で考えるとよいでしょう。「90/20/8」の法則の場合は、

①90分で1セッション
②20分を1つのユニット（1単位）として要素を変える：講義、グループワーク、振り返り
③8分ごとに活動をさせる：問いかけ、対話、ワークシートにまとめる

大人が**理解力を保ちながら集中できる目安は90分**です。そのため、90分に1回は休憩をとります（図3）。

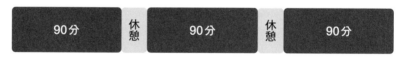

図3 ● 1つのセッションと休憩のタイミング

また、**記憶を保持しながら話を聞くことができる目安は20分**です。20分を1つの単位として研修を組み立てるようにします。

さらに、人の脳は、受け身な状態が8分以上続くと、退屈に感じて、研修から意識がそれはじめてしまいます。つまり、**主体的な状態を保つためには8分を一区切り**として話を組み立てます。8分ごとに参加者へ問いかけをしたり、対話をしたりする時間を設けます。

20分間は「記憶が保持できる」というのは、20分間は一方向的な講義を行ってもよいということではありません。受け身な状態が8分以上続かないように、8分に1回は問いかけをしたり、ワークやふり返りをしたりするなど、いくつかの要素を取り入れます（図4）。

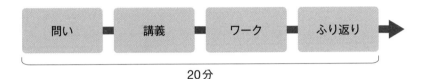

図4 ● 20分を1ユニットとして構成する要素

　これらの基準にもとづくと、次のように研修を組み立てることができます（表2）。たとえば、1つのユニットで、短い講義を行ったあと、実践場面でどのように応用できるのかワークを行い、話し合いの内容をふり返ります。講義に加えてさまざまな活動を組み合わせることにより、知識やスキルの定着が促進されるでしょう。

表2 ● 90/20/8の法則で研修を組み立てる

		トピック	時間（分）
導入		オリエンテーション	8
展開		ユニット1	
		●問い	2
		●講義	8
		●ワーク	8
		●ふり返り	2
		ユニット2	20
		ユニット3	20
		全体共有	8
		フィードバック	8
まとめ		研修評価、まとめ	6

マイクロフォーマット形式：
参加者主体の研修を目指す

　研修を効果的にするためには、「導入―展開―まとめ」の流れをつくること、そして「時間配分」を考慮する必要があることをお伝えしてきました。教育工学、教育心理学の専門家である向後千春氏は、「マイクロフォーマット」という形式を提唱しています。マイクロフォーマット形式による研修の設計は、基本的に30分を1ユニットとして、**図5**の要素で構成します。

　　①15分間の講義
　　②10分間のグループワーク
　　③5分間の全体共有
　　④質問カードへの回答

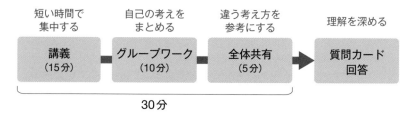

図5 ● マイクロフォーマット形式

　講義は受け身になりやすいので、できるだけ短い時間にします。7〜8分を目安に途中で区切りを入れて、問いかけをしたり簡単なクイズをしたりするとよいでしょう。

　グループワークでは、講義で理解したこと、考えたこと、疑問に思ったこと、気づいたことを、書く・話す・発表するなどの活動をとおして外に出します。つまり、頭の中で考えたことを可視化するということです。

　次に全体共有では、他のグループのアイデアを参考にします。自分と

は違う新しい考え方を参考にして、知識の修正や新たな気づきを得ます。

そして、1つのユニットが終了するごとに、参加者からの質問に回答をします。参加者は講師の解説により、疑問を解消したり、理解を深めたりします。

■マイクロフォーマットの効果
❶ 短く簡潔な講義を集中して聞いてもらえる
❷ グループワークによって参加者の活動が促される
❸ 全体共有によってグループの偏りなく考え方を共有できる
❹ 質問の解説で理解が深まる

とりわけ、部署の勉強会は時間が短いこと、演習ワークを中心に実施することから、マイクロフォーマット形式は活用しやすいでしょう。ぜひ取り入れてみてはいかがでしょうか。

また、向後氏は、質問を受け付ける方法として「質問カード」を使用しています。一般的に、質問は挙手で受ける方法をとりますが、『質問したいけどこんなことを聞いても大丈夫かな？』と質問をすることに躊躇する参加者も少なくありません。みなさんも、手を挙げるのに勇気がいると感じた経験があるのではないでしょうか。

質問は紙の上（メモ）に記載された段階で個人からは切り離され、参加者からの質問として共有されます。そのため『こんな質問をしても大丈夫かな…』といった参加者の心理的な圧迫感を解放することができます。

質問カード

お気軽に
どうぞ

◉文献
● 多喜翠, 堂坂更夜香, 向後千春. マイクロフォーマット形式による研修の実践と効果の検証. 日本教育工学会論文誌. 40 (Suppl.), 25-28. 2016

経験学習モデル：
具体的な経験をふり返るプロセスが重要

　研修では、単に何かを見たり聞いたりするだけでは、学びになりません。研修で経験したことを次の実践で活かすためには、経験をとおした学びのプロセスが重要だといわれています。経験から学習するためには4つの活動に取り組む必要があるとして、組織行動学者のデーヴィッド・コルブ氏は「経験学習モデル」を提唱しています。

　　①失敗や成功など具体的な体験をする
　　②体験をふり返る（内省する）
　　③自分なりの仮説や教訓を導き出す
　　④その仮説や教訓を新たな状況に適用する
　　　※①その後も実践（具体的な体験）をとおして学んでいく（以降、②③④と続く）

　経験学習モデルの特徴は、新たな経験をする段階から学んだことを新しい状況で適用する段階までのプロセスが組み込まれているという点です。また、体験したことをふり返り、導き出された教訓を他の場面で活用することを繰り返すことによってスキルが身についていくと考えられています（図6）。
　経験学習を研修に取り入れる方法は、第4章（p185）でお伝えします。

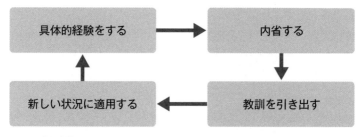

図6 ● 経験学習サイクル

また、70：20：10の法則というものがあります。人はおよそ70％を直接的な経験から学び、20％は他者の観察や他者からのアドバイスによって学び、残りの10％は研修や書籍などから学ぶとされています（マイケル・ロンバルド＆ロバート・アイチンガー）（**図7**）。これは、研修を受けても10％しか役に立たないということではありません。いかに研修の要素として経験学習を取り入れるかについて考える必要があるということです。

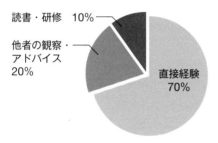

図7 ● 70：20：10の法則
出典：松尾睦. 職場が生きる人が育つ「経験学習」入門. ダイヤモンド社. 2011

　たとえば、新人ナースを対象とした医療安全の研修では、新人ナースが起こしやすいインシデント・アクシデントについて伝える場面があるかと思います。しかし、新人ナースは、現場での経験がほとんどなく、まだ失敗を経験したことがありません。経験したことのない「失敗」についてただ話を聞くだけでは、なかなかイメージしにくいですよね。

　このようなときに「経験学習モデル」が応用できます。新人ナースが起こしやすいインシデント・アクシデントを経験できる「失敗体験研修」を設計して実施します。新人ナースは、ありがちな「失敗」を実際の現場で失敗する前に経験することができるため、どのような失敗を起こしやすいのかイメージできるとともに、失敗後の対応についても学ぶことができます。こうして、失敗に対する新たな教訓を導き出し、現場に適用することができるようになるということです。

研修を型に当てはめてみよう：基礎編

浦田くんと杉山さんのやりとりを、いま一度思い出してみましょう（導入マンガ参照）。浦田くんが実施した研修はいったい何が問題だったのでしょうか。そう、講義が中心で、参加者の主体性がまったく引き出せていませんでしたね。せっかく頑張ってたくさんの資料を作成しても、研修の効果がなければ意味がありません。

型に当てはめて設計する

研修の設計については、これまでいくつかのモデルをご紹介してきました。全体をとおして共通している点は、**講義は簡潔にして、グループワークや演習など活動を取り入れること、そしてふり返りを行うこと**です。では、実際に型に当てはめて60分の研修の設計について考えてみましょう。

はじめに、マイクロフォーマットを使って練習です。ポイントは、30分で1ユニットでしたね。60分の研修であれば、30分ごとにトピックや活動を組み立てます。

学習効果が高まる時間配分をする

90/20/8の法則では、「8分ごとに活動をさせる」とお伝えしました。15分の講義の場合、**おおよそ7〜8分を目安に問いかけをしたり、隣同士でおしゃべりをしたりする時間を作る**とよいでしょう。講義は短く、かつ理解を深めるための活動を取り入れることにより、参加者は集中力を保ちながら参加することができます。

浦田くんの研修をマイクロフォーマットの形式で設計しなおしてみました（表3）。浦田くんは講義に60分間使っていたので、もしかしたら「講義の時間が減ってしまった！」と思うかもしれません。しかし、人は直接的な経験から多くのことを学ぶ（p47）という観点からも、一方向的な講義で得られる効果はごくわずかです。研修の内容を実践場面で

表3 ● 研修の設計例（60分の研修の場合）

要素	トピック・活動	時間（分）
講義	• インシデントとは？アクシデントとは？ • なぜインシデント・アクシデントが起こるのか	15
グループワーク	「学生時代の失敗談」 どんな失敗？どうやって乗り越えた？	10
全体共有 質問	• グループワーク共有 • 質問カードに回答する	5
講義	• 新人ナースが起こしやすいインシデント • インシデントが起こりやすい時間帯と特徴 • 報告の仕方（SBAR）	15
演習	「失敗体験」 失敗したらどう対応する？どうやって報告する？	10
全体共有 質問	• グループワーク共有 • 質問カードに回答する	5

活かすイメージを促すためにも、グループワークや演習などの活動を取り入れる必要があります。

　研修でできることは限られています。研修で学んだことについて部署で練習する機会をつくり、実践で即時に活かせるように、部署と連携を図ることも研修講師の役目の1つです。部署との連携については、3章で詳しくお伝えします。

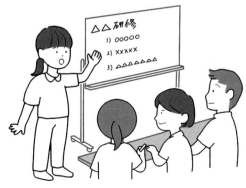

研修を型に当てはめてみよう：応用編

　浦田くんの研修は「講義―グループワーク―全体共有」という流れで設計しなおし、ずいぶん改善されましたね。ここで、もうひと工夫して、より参加者の主体性を高める方法について考えてみたいと思います。

　ガニエの9教授事象では、「学習者の注意を引く」「過去に学んだ内容を思い出してから研修に入る」など「導入」のステップが3つありました。

　研修では導入が重要であり、とくに最初の「注意を引く」ところで、参加者に「いまなぜこの研修を受ける必要があるのか」注意を促す必要があります。

　では、実際にみなさんが実施している研修のトピックや活動を表4に当てはめてみましょう。「導入」の部分が抜けていて唐突に研修をはじめていないか、「研修の評価」が抜けていてやりっぱなしになっていないかなどチェックすることができます。

　「はじめよければ半ばよし」「つかみはOK」という言葉があります。これらは、物事のはじめさえうまくいけば、中盤くらいまでは安泰だということを指しています。ですから、研修では話をはじめた段階で相手の心をつかみ、参加者には研修を受ける心構えをもってもらいます。

　また「終わりよければすべてよし」という言葉があります。最後さえよければどんでん返しのようにうまくいくわけではありませんが、参加者には「研修を受けてよかった」「業務に活かせられそう」「役に立ちそう」といった満足感を得てもらい終わることは重要なポイントです。

　研修でありがちなパターンでは、はじまった途端に新しい学習内容を提示したり、研修の進め方を説明したりします。つまり展開の部分はしっかりと設計されているということです。しかし、導入やまとめが抜け

てしまっていては、参加者は何のために学ぶのかわからないまま過ぎて
しまったり、研修がやりっぱなしの状態で終わってしまったりする可能
性があります。研修では業務との関連性を高めることが必要不可欠です。
**参加者のやる気を引き出すためにも「導入―展開―まとめ」は欠かせな
い要素**といえるでしょう。

　表4は、新たに研修を設計するときにも、いま実践している研修を見
直すときにも活用することができます。研修の設計は、慣れてしまえば
表がなくても自然と「導入―展開―まとめ」の流れで組み立てることが
できるようになり、全体をとおしてシームレスな研修が実現できるでし
ょう。

表4 ● 研修をガニエの9教授事象に当てはめる（60分の研修の場合）

	展開	事象	トピック・活動	時間（分）
1	導入	学習者の注意を引く		
2		研修の目的を知らせる		10
3		すでに学んだことを思い出させる		
4	展開	新しい学習内容を提案する		
5		研修の進め方を説明する		10
6		演習をする		
7		フィードバックを与える		30
8	まとめ	研修の効果を評価する		
9		学習したことを実践場面で活かせるように促す		10

※ダウンロードできます（p239参照）

学習の法則：
5,000時間で一人前、10年で一流

　ここまでは、「研修の設計」を中心にお伝えしてきました。では、研修や実地指導など「教えること」にはどれくらい時間をかけたらいいのか、疑問をもつ方もいるのではないかと思います。これにも実はある法則があるのです。

　みなさんは、これまでに習いごとをした経験があるのではないでしょうか。たとえば、趣味でピアノを習ったり英会話教室に通ったり、運動のためにテニスを習ったりした方もいるでしょう。では、ピアノでショパンのワルツが弾けるようになったり、英語がネイティブに通じるぐらい話せるようになったり、テニスでは試合に出られるようになるまで上達するには、だいたいどれくらいの時間がかかったでしょうか。

3年で一人前（5,000時間仮説）

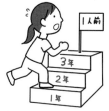

　1つのことをある程度できるようになるためには、最低でも5,000時間は練習したり学んだりする必要があるといわれています。

　5,000時間というのは、1日8時間・週5日を訓練に費やしたとして、2年半で達成できる時間です。1日5時間で毎日訓練すると、3年で5,000時間に達します。

10年で一流（10年修行の法則）

　また、どんなことでも10年間継続して練習したり学んだりすれば、一流になれるといわれています。

　熟達者の研究をしているドイツの社会心理学者エリクソン氏は、訓練に時間をかければよいのではなく、訓練の質が重要だと考え調査を行いました。その結果、アマチュアレベルの人たちは楽しみのために訓練を

しますが、達成度の高い熟達者たちは、スキルの向上を目指して訓練をしていました。すなわち、単に3年経てば一人前になり、10年経ったら熟達者になれるわけではなく、**看護師としてのスキルの向上を目指して研修に臨んだり、日々学習したりする必要がある**ということです。3年にしても10年にしても長い道のりです。しかし、違う視点で考えると、3年なり10年なりの時間をかけて訓練すれば、誰でも熟達するということです。その手助けをするのが、研修講師や教育担当者の役割です。

みなさんの施設でも「クリニカルラダー」を取り入れて、看護職のキャリア開発を支援しているのではないでしょうか。一人前のナースになるには、だいたい2年半〜3年かかりますし、エキスパートナースになる目安は10年くらいでしょう（図8）。

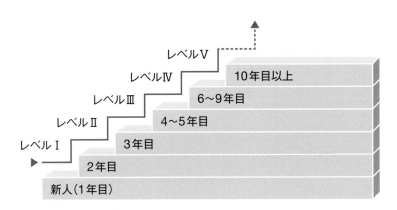

図8 ● クリニカルラダーのイメージ

教えるときには「5,000時間仮説」「10年修行の法則」を念頭に置いて、「いまはまだまだだけど、3年経てば病棟で一人前にできるようになる」「10年経ったら、どこの部署へ行っても活躍できる人材になる」と考えてはいかがでしょうか。**教えている相手がいま何か「できない」のは、「できる」ようになるまでの通過点だ**ということです。

キャロルの時間モデル：
スキルの習得時間には個人差がある

研修の参加者は、100人近い場合もあれば、数人の場合もあるでしょう。研修で教えるときには、人によって知識や技術の習得に必要な時間が違うことを知っておく必要があります。つまり、教える相手がスキルを身につける時間には個人差があるということです。

スキルの習得にかかる時間

「キャロルの時間モデル」というものがあります。これは「**その人に見合った時間をかければ、すべての技術は習得できる**」という考え方です（図9）。これを研修や実地指導に置き換えると、スキルの習得に差が生じるのは個人の資質や能力が原因ではなく、スキルが習得できた人は「スキルを習得するために必要な時間を使った」と考えます。すなわち、その人に見合った時間をかければ、すべてのスキルは習得可能であるということです。

$$スキルの習得率 = \frac{スキルの習得に費やされた時間}{スキルの習得に必要な時間}$$

図9 ● スキル習得の時間モデル

とくに研修では、スキルの習得に個人差があると感じることがあるのではないでしょうか。その中でスキルが身につかなかった参加者は、他の人よりも練習する時間が多く必要だった、もしくはスキルを習得するための練習になっていなかった可能性が考えられます。スキルの習得状況に合わせて個別に練習したり、部署の教育担当者にサポートを依頼するなど、最終的には参加者全員が着実にスキルを習得できるように支援する必要があります。

短期記憶を長期記憶にする

　研修では、実践場面で役に立つさまざまな情報を提供することが多いのではないでしょうか。しかし、参加者が受け取った情報は、時間とともに忘れられてしまう傾向があるため、記憶に残すための工夫が必要です。人の記憶には、一時的に覚えている**短期記憶**と、覚えておいて必要なときに情報としてすぐに出せる**長期記憶**があります。

短期記憶と長期記憶

　「短期記憶」と「長期記憶」では、学習方法が異なります（**表5**）。記憶したことを忘れないためのトレーニングを心理学用語で「リハーサル」といいます。そして、短期記憶として情報を覚え忘れないようにするためのリハーサルを「**維持リハーサル**」、短期記憶からさらに長期記憶へと記憶を定着させるためのリハーサルを「**精緻化リハーサル**」といいます。

　維持リハーサルは、単なる内容の繰り返しです。たとえば、内線電話をかけるときに内線の一覧表を見て4〜5桁程度の数字を覚えるために、何度かそれを復唱します。繰り返すことによって一時的に記憶されますが、すぐに忘れてしまうことが多いでしょう。

　一方、精緻化リハーサルは維持リハーサルで行った繰り返しに加え、その記憶を定着させるために情報をさまざまなことに関連づけて覚えます。たとえば、連絡する相手が救急当番の医師で、内線番号が「9914」だったとします。ここで数字を「きゅう・きゅう・いち・よん」と丸暗記するのではなく「キューキューイシ（救急医師）」と覚えます。こうして「救急医師」というキーワードに結びつけて覚えることにより、とっさのときにも容易に思い出すことができるようになります。

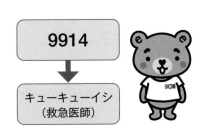

表5 ● 短期記憶と長期記憶の特徴

	短期記憶	長期記憶
記憶する内容	電話をかける直前に番号を見て覚える	名前・文法・自分の誕生日や住所など必要に応じて思い出せる
リハーサルの種類	維持リハーサル	精緻化リハーサル
リハーサルの方法	心の中で内容を繰り返す	語呂合わせをして繰り返す その内容とさまざまなことを関連づける

リビジットを設計する

　覚えておいてほしいことを長期記憶へと定着させるためには、重要なポイントを繰り返すと効果的です。研修ではこうした活動のことを「リビジット」といいます。

　研修の設計（p34）で、記憶を保持しながら話を聞くことができる目安は20分だとお伝えしました。つまり**研修では20分に1回はリビジットを入れる**ようにします。リビジットでは、講師が重要なポイントについて繰り返し伝えたり、重要なポイントを整理したりするためのワークを取り入れます。

　リビジットにかける時間は、2分程度で十分です。重要なポイントを繰り返す場合は、ポイントを覚えているか確認したり、クイズに回答してもらったりします。また、重要なポイントを整理するためには、ポイントを書き出してもらったり、実際の看護場面でどう活用するのかイメージしてもらうとよいでしょう。

リビジットを設計するポイント

　リビジットでは「繰り返す」「整理する」という2つの方法があるとお伝えしました（表6）。しかしあまりにも当たり前のことを繰り返しては退屈ですし、逆に難しすぎてはやる気を削いでしまいかねません。そこで、ちょうどよいリビジットを設計するためのポイントについてお伝えします。

表6 ● リビジットの設計

繰り返す	・要点をまとめて伝える	・キーワードを復唱する
	・覚えているか確認する	・クイズに回答してもらう
整理する	・ポイントを書き出す	・ポイントに印をつける
	・活用するイメージをする	・なぜ重要なのか理由を考える

❶ ポイントは3つまでに絞る

リビジットにかける時間は数分ですので、重要なポイントのみに絞ります。1回のリビジットでせいぜい3つくらいでしょう。ポイントを覚えているか確認するためのものなので細かいことには触れず、重要な点のみ提示します。

❷ 研修で教えていないことをクイズに出さない

リビジットは、覚えておいてほしいことを定着させることが目的です。当然のことですが、研修中に出てこなかったフレーズや発展的な問題を出してはいけません。重要な点に再度注目してもらうことを目指します。

❸ スモールステップで成功体験を与える

リビジットは、全員が正解できそうな簡単なクイズで十分です。スモールステップで成功体験を積み重ねることにより、終始ポジティブな感情を維持したまま参加してもらうことができます。覚えておいてほしいポイントを長期記憶へと定着させるための活動として、支援するイメージです。

繰り返す、復習する

図10のグラフは、記憶の忘却について表している曲線です。エビングハウスの忘却曲線（グレーの線）では、研修で1回出てきた内容は、30日後には10％以下しか覚えていないことを表しています。一方、ウォータールー大学の研究（オレンジの線）では、エビングハウスのものとは別の忘却曲線が導かれています。実験で行われた講義は60分のも

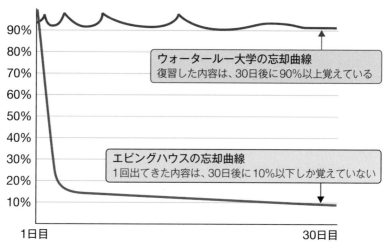

90%
80%
70%
60%
50%
40%
30%
20%
10%

ウォータールー大学の忘却曲線
復習した内容は、30日後に90%以上覚えている

エビングハウスの忘却曲線
1回出てきた内容は、30日後に10%以下しか覚えていない

1日目　　　　　　　　　　　　　　　　　30日目

図10 ● 記憶の忘却曲線

出典：中村文子, ボブ・パイク. 研修ファシリテーション. 日本能率協会マネジメント & ウォールタール大学. 2020

のでしたが、翌日に10分間の短い復習を行った場合、記憶は講義直後に近い状態まで呼び戻すことができました。さらに、7日目に5分だけ復習を行うことにより、記憶は100％近くに引き上げられています。

　こうした忘却曲線からわかることは、重要なポイントを**繰り返すこと、そして復習することが長期記憶へ定着させるために有効**だということです。さらに、短い時間でも復習を取り入れると効果的だということがわかります。研修中のリビジットも重要ですが、研修後に、復習をするための短い課題を提示するのも方法の1つです。研修の翌日、研修で学んだことについてまとめたものを部署で発表する、また、実践でどう活用したのかミニレポートとしてまとめるのもよいでしょう。研修後の活動も設計に組み込むことによって、より知識が定着するとともに、研修後の参加者の成果物によって、研修自体の効果を評価をすることにもつながります。

時間モデルを活用して 現状をチェックする

　下の表には、時間モデルをふまえて学習を支援・工夫するためのヒントを示しています。「教える側」「学ぶ側」の現状をチェックして、有効に時間を使う方法について具体的に検討してみましょう。

教える側 ―学習を支援する―	学ぶ側 ―学習を工夫する―
できないと決めつけたり諦めたりしない。誰もがスキルの習得に必要な時間をかければ、たいていのことはできるようになる。個人差があるので、教える相手に合った教え方をする。	自分にできないことがあったとしても、必要な時間をかければ、いつかはできるようになると考える。スキルの習得には個人差があることを認識し、周りと自分を比較しない。
効率的に時間を使う	
・レディネスを把握して、教える相手にちょうどよい学習内容を提供する ・前提知識に個人差がある場合には、事前学習の機会を与える ・スモールステップで演習を行い、つまずきを最小限にとどめる ・新しいことを教えるときには、これまで習得してきたことと関連づける	・指導や研修を受けっぱなしにしないで、振り返りを行う ・新しいことを学んだら、すぐに要点をまとめて翌日までに報告する ・日々、目標をもち計画的に学ぶ ・わからないところをそのままにしないで、十分に理解してから次のステップへ進む
費やす時間を増やす工夫	
・自分のペースでスキルが習得できるように、個別に課題を与える ・学習のペース配分を共に検討する ・共に練習する機会をつくる ・参考になる教材や資料を紹介する	・スキルが身につかないと感じたときには自主練習する ・学習につまずきを感じたときには、同期や指導者に相談する ・自主練習でできるようになったら、指導者にチェックしてもらう機会をつくる ・指導者に適切な教材や資料を紹介してもらう

※ダウンロードできます（p239参照）

参加者の意欲を高める

　研修の実践では、他の講師と同じ方法でやってみたり、自分が受けた研修と同じやり方でやってみたりしても、なかなかうまくいかないと感じたことがあるのではないでしょうか。

　一方で、どんなに素晴らしい講師の研修だったとしても、参加者が受け身な状態では、継続して学ぼうという気持ちにはなりません。そう、研修は実施したら終わりではなく、参加者に「もっと学びたい」と思うような継続動機を与えたり、「やってよかった」という達成感を実感させたりする必要があるのです。こうした継続動機や達成感は、研修の魅力を高める工夫をすることにより効果が期待できます。

　研修の基本的な枠組みは、**ガニエの9教授事象**や**マイクロフォーマット形式**に従えばできあがります。しかし、枠組みに当てはめただけでは研修を魅力的にすることはできません。

　参加者の意欲を高めるためには、**ARCS 動機づけモデル**を応用するとよいでしょう。そして参加者の主体性を引き出すためには、**EAT（経験→気づき→理論）**が役に立ちます。また、近年では、ゲームの要素を教育研修に取り入れる**ゲーミフィケーション**という方法が普及しつつあります。

　ここからは研修の基本的な枠組みにプラスαして、魅力的な研修にするための方法ついて紹介したいと思います。

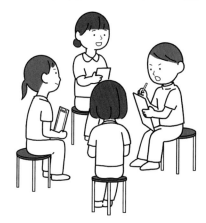

ARCS動機づけモデル：
研修を魅力的にする

ARCS動機づけモデル

　このモデルは、教育心理学者のジョン・ケラー氏が授業や学習コースを魅力的なものにするための方法や工夫についてまとめたものです。

　ARCS（アークス）とは、次の4つの要素の頭文字をとっています。
- **A**：attention（注意）　　「これ、なんだろう？」
- **R**：relevance（関連性）　「なるほど、これを使うのか！」
- **C**：confidence（自信）　「これならできそうだな」
- **S**：satisfaction（満足感）「できた、引き続きがんばろう！」

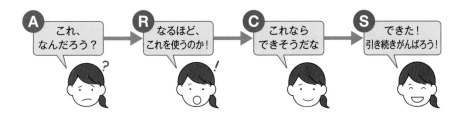

A：注意

　どんなことを教えるにしても、まず教える内容について興味をもってもらう必要があります。参加者が「おもしろそうだな」「楽しそうだな」と感じられるということです。たとえば「これ見たことある？」と言って実物を見せたり、「これは何でしょう？」とクイズを出したりするのもいいでしょう。研修中に、研修内容に関連する具体的なものを提示することによって、研修生の注意を引くことができます。

R：関連性

　研修では、いま学んでいることが看護業務とどのような関連があるのかについて示すことが大切です。参加者が「看護業務に役立ちそうだ」「学ぶ価値がありそうだ」と感じられるということです。研修では、講師が知っていること、伝えたいことを一方向的に教えてしまいがちになります。実際の業務のどんな場面でどのように役立つのか、折に触れて関連性を説明するとよいでしょう。「これが看護業務にどう役立つのか」を示すことによって、参加者の「やりがい」を引き出すことができます。

C：自信

　研修では、学んだことについて自信をもってもらうことが重要です。参加者が「やればできそうだな」と感じられるということです。研修では、難しい課題を与えて「やっぱり自分にはできなかった…」という気持ちにさせてはいけません。まずは、できるだけ多くの成功体験を与えるようにします。易しい課題を用意し、クリアできる機会をたくさんつくります。成功体験を積み重ねることで自信につながり、次のステップへ踏み出すことができます。

S：満足感

　参加者は、研修の内容が自分にとって価値があり、少し挑戦的な課題を成し遂げたときに喜びを感じることができます。つまり「やってよかった」「引き続きがんばろう」という気持ちになるということです。満足感を味わってもらうためには、クリアすべきゴールを明示しておき、それに向かって挑戦させるとよいでしょう。うまくいったときには、きちんと達成しているということを伝えることにより、成し遂げたという気持ちになったり、努力した甲斐があったと感じられたりするでしょう。

なぜゲームは夢中になれる？
研修は楽しむもの

みなさんの中で、ゲームに夢中になった経験がある方はいますか？一方、あまりゲームをしない方は、家族や周囲の人を見て「なんで、ゲームにそんなに夢中になれるの？」と感じた経験があるでしょう。では、なぜゲームは飽きずに楽しく続けられるのでしょうか。それは、常にその人の技能に合った難しさの課題が出されるからなんです。

ゲームは、最初易しくて誰でもできるレベルから始まります。そして、ステージをクリアしていくごとに、徐々に難しいレベルに上がっていきます。ステージが進んでいくにつれて、成功する場合と、失敗する場合が半々になります。これはチャレンジとスキル、つまり「**スキルと挑戦のバランス**」がうまくとれた状態なのです。

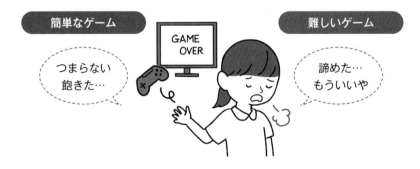

これを教える場面にも活かして、教える相手にとってちょうどよい難しさの課題を出すことが重要となります。たとえば、新人看護師は、スキルが低い状態で難しい課題を出されると不安になり、スキルが高いのに易しい課題を出されると退屈になります。

具体的には、スキルが不十分なのに高度なレベルの演習をする場面だったとします。新人看護師は、「何が起こるのだろう」と不安な状態になり、何かを学ぶことはなく「不安な状態を学ぶ」だけになってしまいます。

一方、演習の内容が、すでに現場で実践していることであれば、もはやスキルは身についているので退屈なまま終わる、あるいは、寝るかスマホをいじるか、隣の人と喋るか…といった行動をとります。要するに、不安な状態であっても、退屈な状態であっても、学びは起こらないということです。

　図11は、技能と挑戦バランスを図式化したものです。そのバランスがつり合ったとき、夢中になることができます。これを、心理学者のチクセントミハイは「フロー状態」と名付けました。フローとは、そのことに没入して我を忘れてやっている状態のことです。この状態をあとでふり返ると、「楽しかった」「やってよかった」という感想になり、やったことが学習として定着します。
　研修など、教える場面でもこの要素を取り入れて、できるだけ**フロー状態を一人ひとりに与えるような課題を作る**と効果的です。少し難しく感じるけれど、ちょっと頑張ればクリアできるレベルを意識するとよいでしょう。

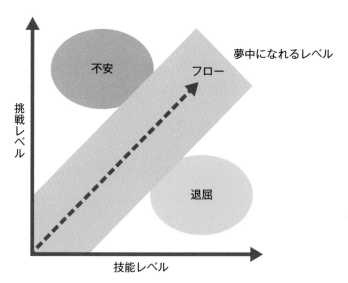

図11 ● 技能と挑戦のバランス

スモールステップの原理と
即時フィードバックで意欲を高める

　みなさんは、教えたはずなのに「わかりません」「教えてもらっていません」と言われた経験はありませんか？　「教えた」というのは、参考書の内容やマニュアルどおりのことをただ伝えることではありません。「教える人ができること」を「教えた相手もできるようになった」とき、そして、**教えた相手が、最終的には「自立してできるようになった」とき、初めて「教えた」と言える**のです。つまり、教えたことを相手がきちんと実践できていれば「教えた」ことになりますし、できるようになっていなければ「教えたつもり」になっているだけなのです。

　第1章で浦田くんは、新人看護師に「輸液ポンプの使い方」を教えていました。しかし、研修の内容は実際には現場では活かされていませんでしたね。また、第2章の「医療安全研修」では、一方向的な講義をしただけで、学んだことを実践でどのように活かすのかイメージさせたり、練習させたりしていませんでした。つまり、浦田くんは「教えたつもり」になっていたということになります。参加した人たちは、「身にならない」「使えない」研修に参加して、なおかつ現場で実践できなかったら、無意味などころか、部署では「研修を受けてきたのに、どうしてできないの？」と聞かれてしまうかもしれません。こんなことを言われてしまったら、モチベーションが下がってしまいそうです。

「できているところ」「できていないところ」をフィードバックする

　教えるときには、教える相手をよく観察して相手の状況をつかむことが重要になります。教えたことに対して「できるようになったこと」と「できるようにならなかったこと」を明確にする、つまりフィードバックをするようにします。研修などで知識や技術を提供したら、フィードバックをする時間を設けます。そして、うまくできていたらもう少し難しいことを、うまくできていなかったのなら、なぜできなかったのかを

分析してわかりやすく伝えることがポイントです。ガニエの9教授事象で設計したのであれば、ステップ⑥で「演習」をしているとき、個別にフィードバックを与えると効果的です。さらに、ステップ⑦の「フィードバック」では、全体に向けたコメントを与えます。うまくできたこと、できなかったことを明確にして、うまくできなかったところを重点的に練習するようにします。フィードバックは、知識や技術を確実なものにするとともに、参加者のやる気にもつなげることができます。

簡単な技術から段階的に難しい技術へ

　原則は、**簡単な技術から段階的に教える**ことです。どの技術も、まずは易しいステップから始めます。そして、それができたら、ほんの少しだけ難しいステップに進みます。そして、それもできるようになったら、またほんの少しだけ難しいステップへと進みます（**図12**）。

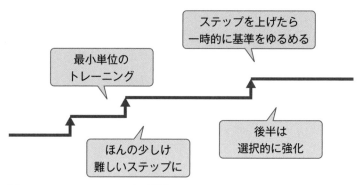

図12 ● スモールステップの原則

　たとえば、新人看護師が初めて患者の採血をする場面をイメージしてみましょう。血管が細い、蛇行している、怒張しない、表在性でつぶれているなど、採血が難しそうな血管の患者は選定しませんよね。弾力があって太くてまっすぐな血管の患者にするかと思います。ただでさえ技術が不足しているのに、明らかに採血が難しそうな患者を目の前にしたら、自信のなさ、焦りなど、さまざまな要因が絡み合い、失敗する可能

性が高くなります。失敗してしまったら、やる気も削がれてしまうでしょう。そうならないためにも、まずは採血がしやすそうな血管の患者を選定し、成功体験を与えます。次は、蛇行しているけど皮膚を伸展させればまっすぐになる血管、そして、ちょっと細いけど温めれば怒張する血管…のように、簡単なものから難しいものへと段階的に進めていきます。他の看護技術も同様です。簡単な技術から段階的に難しい技術へ進めていくことが教える原則です。

グループワークや演習をやらせっぱなしにしない

グループワークや演習をしたら、それらをまとめて、口頭やロールプレイで発表をしてもらうことがあるしょう。このとき、発表グループごとに**講師やファシリテーターからコメントを与える**のがポイントです。よかった点、工夫されていた点など、簡単なコメントで構いません。こうしたフィードバックをすることによって、講義の内容が定着するとともに、「研修に参加してよかった」という満足感にもつながります。よいコメントが思いつかなければ、「○○○について、このグループでは△△△と考えたのですね。ありがとうございました」といったように、内容を繰り返すだけでも十分です。そして、最後に発表してくれたことへの感謝の気持ちを伝えることによって「やってよかった」「引き続きがんばろう」という気持ちになり、意欲も高まるでしょう。

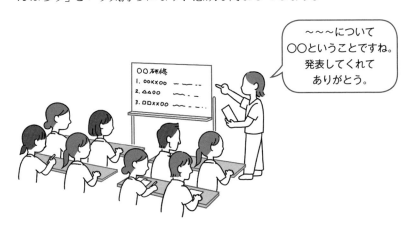

ゴール設定では
「死人テスト」と「具体性テスト」をクリアする

　ゴールが「行動レベル」になっているかどうか確かめるために「死人テスト」と「具体性テスト」を用いるという方法があります。死人と聞くと嫌な印象をもってしまう方が多いかもしれませんが、これは行動分析学の基礎用語です。

　死人テストとは「行動は死人にはできないもの」という考えから、死人にもできることは行動とみなさないというテストです。たとえば、「ケーキを食べる」は死人にはできないので「行動」です。一方、「ケーキを食べない」は死人にもできるので、行動ではないと考えます。

　具体性テストとは「その行動がどのくらい具体的かどうか」を調べるテストです。すなわち、そのふるまいを複数の人が見ても同じふるまいだと判断できることが基準になります。たとえば、「ダイエットを頑張る」という場合、頑張るという基準が見る人によって異なる可能性があるため、行動としては不適切です。一方、「1日に10,000歩以上ウォーキングする」だと、その様子を見ればそのふるまいをしているかどうか判断することができるため、行動の定義として適切だということです。

　受動態（〜される）や否定形（〜しない）は死人テストに引っかかります。死人は、「される」「しない」はできるからですね。

　みなさんが企画している研修のゴールは「死人テスト」と「具体性テスト」をクリアしているでしょうか？　ゴールは「肯定」のカタチで表します。そして、教える相手がゴールの行動を"意思表明"できるようにサポートするのが、私たち教える人の役目です。

研修を評価・改善する

これまで、研修にどのような要素を取り入れて、それぞれにどれくらいの時間を割り当てていくのかという視点でポイントをご紹介してきました。

一方で研修中には、参加者がきちんと話を聞いているのか、活動に取り組んでいるのか、途中でも参加者の状況を把握する必要があります。参加者は無意識にサインを出しているので、それを見逃さないようにしましょう。

参加者のやる気がない・弱いと感じたとき

参加者がボーッとして外の景色を見ていたり、前は向いているけれどなんとなくやる気が感じられなかったりするときは、「導入」を改善するとよいでしょう。

やる気がないということは、参加者が学ぶ必要性を感じていないということです。ですので、導入では参加者の注意を十分に引いてから、研修の目標を知らせます。そして、なぜこの内容を学ぶ必要があるのか、

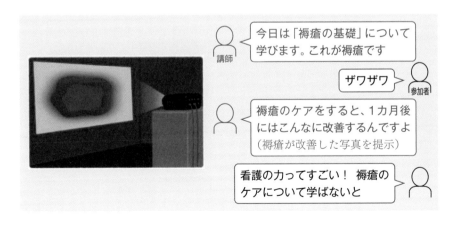

いま学んでいることと看護業務がどのように関係しているのかということを明確に伝えます。そうすることによって、参加者のやる気を引き出すことができます。

参加者に活気がないと感じたとき

とくに大人数の研修になると、居眠りをしたり、隣の人とおしゃべりをしたりする参加者が出てきます。一方、講師は一生懸命話していると、相手にも通じていると考えがちになってしまいます。

しかし、居眠りをしたりおしゃべりをしたりしている参加者の耳に、言葉は入ってきません。**参加者は自分の手足や頭を動かさなければ、学習していると感じられないのです。**

活気がない場合には、参加者が受け身で聴くだけの「講義」に時間を取りすぎている可能性があります。講義では途中で区切りを入れて、問いかけをしたり簡単なクイズを出したりします。参加者の活動が研修の中心になるように設計しなおすとよいでしょう。

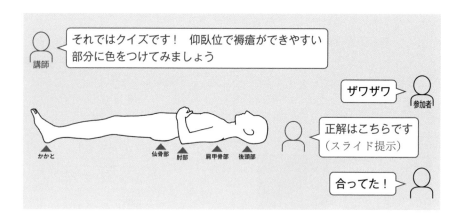

参加者の満足感がいまひとつと感じたとき

せっかく準備に時間をかけて研修を実施したものの、参加者の満足感がいまひとつだったと感じたことがあるのではないでしょうか。そのようなときは、「フィードバック」が抜けていないか確認するとよいでしょう。

たとえば、グループワークをしたらそれをまとめて、口頭やロールプレイで発表をしてもらいます。そして、それに対して講師やファシリテーターからコメントをします。このように、参加者の活動にその場でフィードバックをすることは、自分が理解している部分とそうでない部分が明確になり、**講義の内容が定着する**とともに、**知識の修正や新たな気づきを得る**ことにつながります。その都度フィードバックをすることによって、参加者は「講師は自分たちのことをよく見てくれている」と感じることができるため、「研修に参加してよかった」という満足感を与えることにもつながるでしょう。

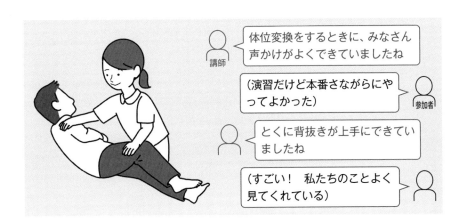

体位変換をするときに、みなさん声かけがよくできていましたね **講師**

（演習だけど本番さながらにやってよかった） **参加者**

とくに背抜きが上手にできていましたね

（すごい！ 私たちのことよく見てくれている）

どう研修を改善したらよいかわからないとき

　研修は終わったものの、参加者の反応や成果がいまひとつよくわからない、どう研修を改善したらよいかわからないということがあるのではないでしょうか。そのようなときは、「評価」が抜けていないか確認するとよいでしょう。

　評価は、参加者が研修で習得すべき知識や技術をどれくらい身につけたか測定するためのものです。たとえば、**簡単なクイズや確認テストを行う**という方法があります。これは個人の理解度を評価するだけではなく、**研修の有効性を確認する指標**にもなります。クイズやテストで不正解があった部分を改善することによって、参加者にとってよりよい研修に設計しなおすことができます。

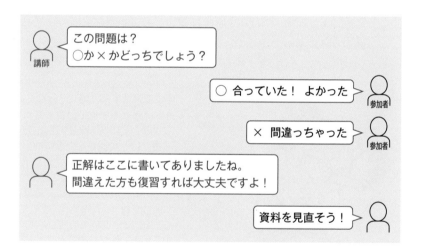

ロケットモデルで
研修を評価・改善する

　研修が終わった後で、「ああすればよかった」「こうすればよかった」と思うことがありますよね。せっかく頑張って企画したのに、一部の参加者の反応が悪かったり、時間配分がうまくいかなかったり…。でも、どこかよくなかったのか、いまひとつ理由がわからないということもあるのではないでしょうか？　実践した研修をふり返り、改善していくときには、全体を見ることも必要ですが、その研修を部分ごとに見直すことで、より効果的なふり返りをすることができます。

研修コースの要素

　研修のコースをモデル化したものとして、向後氏が提案している**ロケットモデル**があります（図13）。ロケットのエンジンに当たる部分が参加者のニーズであり、このニーズがコース全体の推進源になります。そして、ロケットの先頭にくるのがゴールです。ゴールを目指してコース

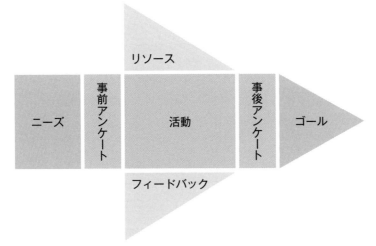

リソース

| ニーズ | 事前アンケート | 活動 | 事後アンケート | ゴール |

フィードバック

図13●ロケットモデル（向後氏のロケットモデルを一部改変）

の中の1つひとつのインストラクションが進んでいきます。胴体部分は、学習者が行う活動です。そして、翼がリソースとフィードバックになります。

①**ニーズ**：個人が何らかのスキルを習得したいと思うこと、あるいは組織が個人に何らかのスキルを習得させたいと考えていることを示します。こうしたニーズがなければコースの設計は始まりません。コースを設計するときには、まずニーズを把握して分析することが必要になります。

②**ゴール**：このコースの終着点を示します。コースを受けたあと、どのような技能がどれくらいのレベルで習得されているかという指標になります（ゴールの設定はp20、p68参照）。

③**リソース**：スライドや配付資料、ビデオ教材、パソコンなど、参加者が学習する時に使用する資源になります。

④**活動**：参加者がコースの中で行うあらゆる活動を示します。たとえば、「講義を聴いてメモをとる」、あるトピックについて「グループワークを行う」「ロールプレイを行う」「レポートを書く」「スライドを使ってプレゼンテーションを行う」などです。

⑤**フィードバック**：グループワークやロールプレイなどの活動に対して、参加者が講師から受け取るコメントです。また、提出されたレポートに対して、講師から返されるコメントもフィードバックに当たります。

⑥**評価**：このコースを受けることによって、習得すべきスキルがどれくらい身についたかを測定します。直接的には個人の評価につながるのですが、これがそのままコースの有効性を確認する指標にもなります。

　ロケットのパーツは、1つひとつ独立しています。その上で、全部が組み合わさり1つのコースを構成しています。したがって、パーツのどこか1カ所が欠けただけでも、このロケットはうまく飛ぶことができません。ニーズをあいまいにしたままゴールを設定するとコースは迷走し、リソースと講義だけを提供して学習者の活動やフィードバックがなければ、一方通行の研修になってしまうということです。

ロケットモデルで研修の設計を
チェックしよう！

　浦田くんは、さっそく研修をロケットモデルに当てはめて設計をチェックしてみました。すると、浦田くんは、1つの翼だけで飛ぼうとしているロケットだということに気づいたようです。さらに、エンジンの役割を果たすニーズ、胴体である活動もほとんどありませんでした。

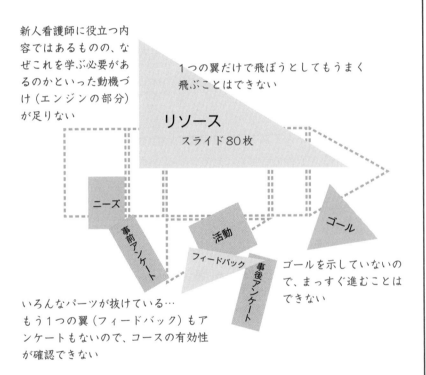

新人看護師に役立つ内容ではあるものの、なぜこれを学ぶ必要があるのかといった動機づけ（エンジンの部分）が足りない

1つの翼だけで飛ぼうとしてもうまく飛ぶことはできない

リソース
スライド80枚

ニーズ

事前アンケート

活動

フィードバック

事後アンケート

ゴール

ゴールを示していないので、まっすぐ進むことはできない

いろんなパーツが抜けている…
もう1つの翼（フィードバック）もアンケートもないので、コースの有効性が確認できない

　今回紹介したロケットモデルは、研修の評価・改善に役立つ理論としてお伝えしましたが、もちろん研修を設計するときにも活用できます。ガニエの9教授事象などを用いて研修全体を組み立てたら、ロケットモデルに当てはめてパーツが揃っているか確認するとよいでしょう。

部署と連携して研修を活性化する

　多くの施設では、教育委員会がクリニカルラダー別の研修や、プリセプター、実習指導者といった役割に応じた研修を企画し、運営しているのではないでしょうか。そして部署のスタッフは、ラダーや役割に応じて、研修に参加しているかと思います。こうした中、部署のスタッフはせっかく研修を受けてきたにもかかわらず、現場ですぐに活かせない、研修が「受けっぱなし」になっているという声を耳にします。では、なぜ研修は受けっぱなしになってしまうのでしょうか。

- 部署でどんなスタッフを育成したいのか明確になっていない
- 部署で研修の参加者に対する動機づけをしていない
- 研修後に学んだことを練習したり実践したりする機会がない
- 研修参加に対する職場の理解・協力がない

　1つ目に、部署では「どんなスタッフを育成したいのか」明確になっているでしょうか。研修は、単にラダーに当てはめられているから受講させるというものではありません。看護師が配属される部署は、急性期の病棟から手術室、ICU、療養型病床に至るまでさまざまです。どれだけ基礎看護技術を習得していたとしても、部署特有の知識や技術がなければ一人前とはいえません。そのため、「部署にはどのような疾患の患者が多いのか」「どのような知識や技術を身につけておく必要があるのか」「こんな資格があるといい」といった部署の特色を踏まえて、研修への参加計画を立てる必要があります。

　2つ目は、研修参加に対する動機づけをしているかどうかです。そもそもなぜこの研修に参加するのか、研修の参加者が理解していないケー

スがしばしば見受けられます。参加者が目的をもたずに受講している場合、何かを得ようという意識をもつことができません。部署の指導者は、「研修は部署のこんな場面で活用できる」「○○のキャリアにつながる」など、**研修がどう役に立つのかイメージ化させる**ことにより「**動機づけ**」を高める必要があります。

　3つ目は、OJT です。研修で学んだことを実践で活かせるようにするためには、OJTでの支援が欠かせません。OJTとは「オン・ザ・ジョブ・トレーニング（On the Job Training）」の略であり、現場で実際に身体を動かしながら指導することを指します。学んだことをすぐに実践する機会がなければ、スキルは定着しません。極端な考えだと思われるかもしれませんが、いまの業務に直接関連がないトピックであれば、その研修は受ける必要はない、いまは研修を受けるタイミングではないということです。ラダー研修や役割研修が、**業務と関連しているかどうかをふまえて検討する**（表7）必要があるでしょう。また、研修で身につけられることは限られています。効果的かつ効率的にスキルを定着させるためには、研修で学んできたことを練習させたり、実践させたりするなど、部署でのOJTは欠かせないでしょう（図14）。

表7 ● 看護部の研修と部署の勉強会を連動させる

看護部研修予定		消化器内科病棟勉強会		担当者
4月20日	フィジカルアセスメント基礎	4月21日	消化器科に必要なフィジカルアセスメント	浦田
5月7日	看護倫理研修	5月8日	看護倫理勉強会（倫理カンファレンス参加）	田村

　最後に、研修参加に対して、職場やスタッフが理解しているか、シフトなど協力体制が構築されているかも重要です。そもそも上司が研修があることを把握していなかったり、研修参加のために参加者が職場を離れる際、快く送り出さないメンバーがいたりすることはないでしょうか。

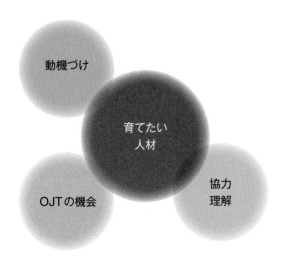

図14 ● 研修の活性化に必要な要素

こうした状況では、参加者はやらされ感が満載になりますし、モチベーションが低下する原因にもなります。

研修を「受けっぱなし」にさせないためのポイント

- 部署の特色を踏まえて、研修の参加計画を立てる
- 研修がどう役に立つのかイメージ化させることにより「動機づけ」を高める
- 研修後はOJTで効果的かつ効率的にスキルを定着させる
- 研修参加に対して上司、スタッフが理解し協力する

部署を巻き込む研修計画

　研修を企画するときには、「計画書」を作成するのではないでしょうか。その企画をする段階で、部署を巻き込む要素を取り入れることがポイントです。こうした中、現場のニーズと研修との間に乖離があるようでは、部署から協力してもらうことが難しくなります。

　研修の計画では、次のことを実施することをお勧めします。

- **現場の教育担当者の声を聞く**
- **研修実施前に教育責任者へ研修の目的と内容について説明する**
- **研修実施後に、どのような研修を実施したのか、またOJTで支援してほしいことを周知する**

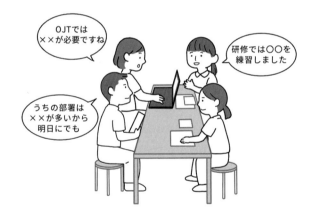

　表8は教育企画書の項目例です。私が以前勤務していた施設では、月1回の主任会議で、教育委員会から研修の目的や内容を事前に説明したり、研修後にOJTで支援してほしいことを伝達したりする機会を設けていました。そうすることによって、研修は教育委員会に任せっきり、参加者は受けっぱなしになることなく、部署との連携がスムーズになります。効果的にOJTとつなげるためにも、企画書には、部署で支援してほしいことを明確に記載しておくとよいでしょう。

表8 ● 教育企画書の項目例

教育企画書	
研修名	ナースのための「教え方研修」
日時	20XX年Y月YZ日14：00〜17：00
会場	研修センター
対象	ラダーⅡ以上を取得しているもの
受講要件	ラダーⅡ取得者
就業時間区分	就業時間内
目的	〜〜〜〜〜〜
目標	〜〜〜〜〜〜
研修内容	XXXXXXXXX
タイムスケジュール	別紙参照
研修前課題	研修前後の課題は部署でチェックを受けてから提出
研修後課題	研修前後の課題は部署でチェックを受けてから提出
講師	○○○○
めざす達成目標	《ラダー項目》67：実習指導
部署での研修生の取り組み	① 指導場面において、研修で学んだ指導技術を用いて指導を行う ② 教える相手の反応・行動の変化から指導の適切性を振り返る ③ 教える相手のレベルや状況に合わせて指導方法を工夫する
OJTの支援内容	① 実習指導や新人指導など意図的に指導の機会を与える ② 教育責任者（担当者）は指導場面を客観的に評価し、指導の妥当性についてフィードバックする ③ 研修の学びを部署の会議や勉強会などで伝達できる場を持てるように支援する

部署で取り組んでほしいことを具体的に挙げる

部署で支援してほしいことを明確に示す

部署の教育計画をチェックしよう！

　部署の教育計画はあるものの、何年も修正していない、どう見直せばいいのかわからないという声をよく耳にします。教育計画は「目標設定・計画」「活用のしやすさ」「教育と実践との関連性」の３つの観点からチェックするとよいでしょう。教育計画に改善が必要な点があれば、いつ誰と見直すのか、具体的な改善計画を立てましょう。

目標設定・計画	1	目標は大きすぎず、小目標（期間目標）も明示されている	
	2	行動目標は行動レベルで明確に示されている（「何を教えるのか」ではなく「何ができるようになる必要があるのか」）	
	3	基本看護技術に加えて、部署で習得する必要がある項目が網羅されている	
	4	簡単な項目から習得するように計画している（スモールステップ）	
	5	部署でよく実践する基礎看護技術（処置・検査など）は、早い段階で習得できるように計画している	
活用のしやすさ	6	個々の進捗状況に合わせて期間が変更できるようにステップ方式になっている	
	7	誰がいつのように指導するのか明確に示されている（マニュアル・チェックリストの活用）	
	8	レイアウトや字の大きさは見やすい形式になっている	
	9	チェックボックスなどを活用して、教育の進捗状況が確認できるようになっている	
	10	教育計画は、スタッフ全員が共有できる場所を定位置にしている	
教育と実践との関連性	11	部署で習得する必要がある看護技術マニュアルは整備されている（マニュアルの作成と定期チェック）	
	12	看護技術の評価指標は明確になっている（チェックリストの作成）	
	13	勉強会であらかじめ知識を習得し、練習する機会を与えてから実践に入るように計画されている	
	14	集合教育とOJTの時期がつながっている（研修を受けっぱなしにさせない）	
	15	うまくいかないときには教育計画の評価・修正をしている（個人の問題と捉えず、計画そのものを見直す）	
よい点			
改善が必要な点			
改善計画（いつ､誰と見直す?）			

※ダウンロードできます（p239参照）

教育計画を修正しよう！

（休憩時間）

 マユミ先生、教育計画について質問したいんですけど…

OK

 まず研修名から…
いまのままでは研修の内容がイメージできないというか…

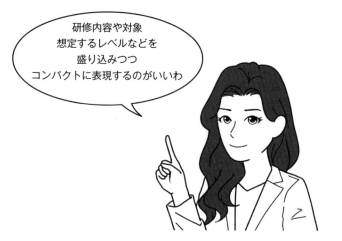

研修内容や対象
想定するレベルなどを
盛り込みつつ
コンパクトに表現するのがいいわ

 なるほど。でも以前から「医療安全研修」なんですよね…
変えてもいいのかな？

変更が難しければ、サブタイトルをつけるのはどう？

なるほど。
あと目標や部署での取り組みは、死人テストと具体性テストを
全然クリアしていませんでした（苦笑）。

浦田くんは「○○○しない」という癖があるわね。
そこをポジティブかつ行動レベルで表現するといいですよ。

タイムスケジュールはえっと…
9つのやつ…。ガニ??

ガニエの9教授事象ね。
名前は覚えなくても大丈夫！

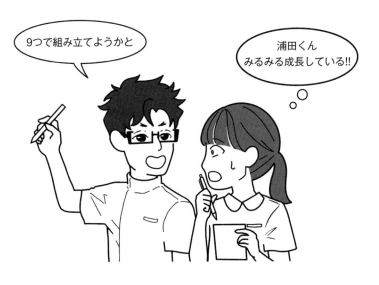

9つで組み立てようかと

浦田くん
みるみる成長している!!

あと講義の時間が長すぎました。
杉山さん、次の研修の構成を、一緒に考えてもらってもいいですか？

 もちろん!!

事前学習として資料を読んできてもらうという方法もあります。
私の場合、資料をちゃんと読んできたか確かめるために
導入で○×クイズを出しています。

 おお！　イメージが湧いてきました。

電子的に資料を配布して「プリントして読んでくる」
「資料は当日持参する」など、やってほしいことを
具体的に示すのもポイントです。

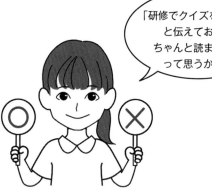

「研修でクイズをします」
と伝えておくと
ちゃんと読まないと
って思うかも！

はい。研修の準備をするということは動機づけにもつながります。

 僕は研修中のことばかり考えていました。
たしかに参加する心構えも大切ですね。

事後学習についても考えないと。

 研修後に課題を設定すると
主体的な参加を促すことができるんです。
実践と結びつくような課題を設定できるといいですね。

 医療安全だと…

 たとえば転倒・転落のリスクを説明したら、
実際に患者さんにとって危険な場所はないか
部署を点検してもらうとか?

 それはいいですね。
僕が新人のときには廊下にワゴンを
置きっぱなしにして注意されました。
患者さんが手すりを使えないでしょ!! って。
いまでは僕が注意するほうですけどね。

 環境について新人さんの目で見てもらうと
私たちも新たな発見があるかも!

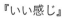 『いい感じ』

　浦田くんの計画書はメモでいっぱいになりました。次回の研修が楽しみですね。

浦田くんの研修計画書メモ

研修名	医療安全研修 内容がイメージできる研修名…サブタイトルを入れる
日時	xxxx年yy月zz日（●）13：00～14：00
会場	研修センター（1）
対象	xxxx年度 新入職者
受講要件	ラダーⅠを取得していないもの
就業時間区分	就業時間内
目的	医療安全の質向上をする←具体的に
目標	• 医療安全に関心をもつ • 新人看護師が起こしやすいインシデント、アクシデントについて理解を深める 「死人テスト」「具体テスト」をクリアする‼
研修内容	医療安全について 具体的なトピックを示す
タイムスケジュール	13：00～13：50講義 13：50～14：00質疑応答 トピックの内容を深めるための活動も入れる。 「9教授事象」に当てはめて設計しなおす。
研修前課題	なし 事前課題に取り組む→研修の心構えができる（重要‼） 講義資料を電子的に配布して『プリントして読む』でもOK
研修後課題	なし 研修後に課題を設定→研修では主体的な参加を促す 実践と関連づけたテーマを設定する（小さい課題でOK）
講師	看護教育委員会：浦田丈太郎（●●病棟）
めざす達成目標	めざすラダー項目を入れる
部署での研修生の取り組み	インシデント、アクシデントを起こさない←死人テスト✕
OJTでの支援内容	インシデント、アクシデントを起こさないように支援する 「～～しない」という癖がある（直す‼） 目標・支援内容も行動レベルで 研修生の取り組みと相互に関連するように設定

教育計画書

これから実施する研修や勉強会をテンプレートに入れてみましょう。
ダウンロードも可能です。

研修名	
日時	
会場	
対象	
受講要件	
就業時間区分	
目的	
目標	
研修内容	
タイムスケジュール	
研修前課題	
研修後課題	
講師	
めざす達成目標 （ラダー項目）	
部署での研修生の 取り組み	
OJTでの支援内容	

※ダウンロードできます（p239参照）

Q1 ガニエの9教授事象の説明で誤っているものは？

① 研修内容を理解できたか確認するために簡単なテストを行う
② 最初に新しい学習内容を提示する
③ 演習を行ったら参加者へフィードバックする

Q2 記憶を保持しながら話を聞くことができる時間の目安は？

① 20分
② 40分
③ 60分

Q3 行動レベルのゴールになっているのは次のうちどれでしょう？

① 頑張ってレポートを書く
② 勉強するときにはスマホを触らない
③ 12時までに研修企画書を提出する

▶解答はp236にあります。

教育・研修の設計方法

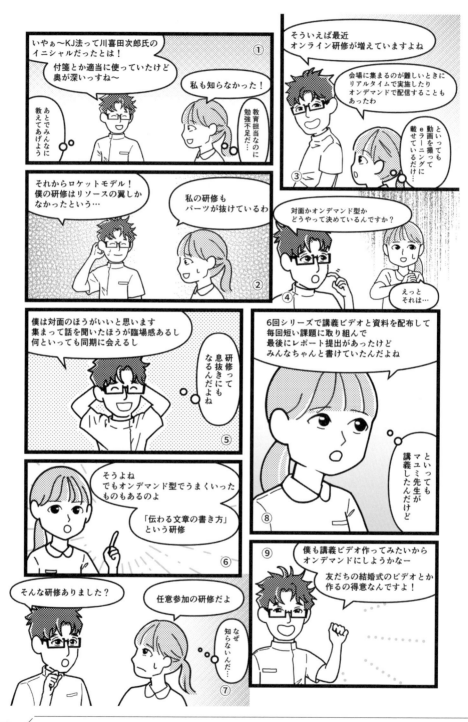

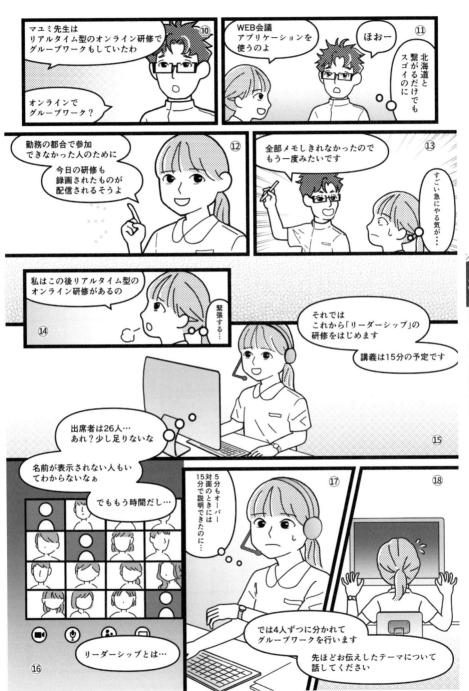

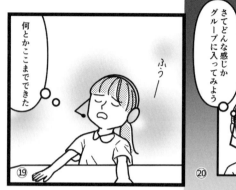

⑲ 何とかここまでできた

ふぅー

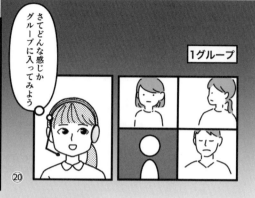

⑳ さてどんな感じか グループに入ってみよう

1グループ

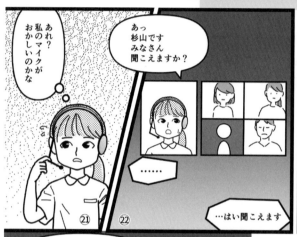

㉑ あれ？ 私のマイクが おかしいのかな

㉒ あっ 杉山です みなさん 聞こえますか？

……

…はい聞こえます

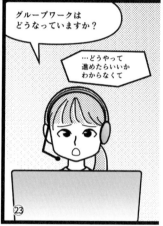

㉓ グループワークは どうなっていますか？

…どうやって 進めたらいいか わからなくて

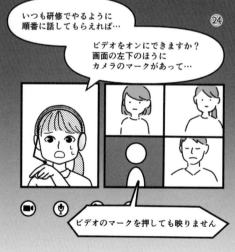

㉔ いつも研修でやるように 順番に話してもらえれば…

ビデオをオンにできますか？ 画面の左下のほうに カメラのマークがあって…

ビデオのマークを押しても映りません

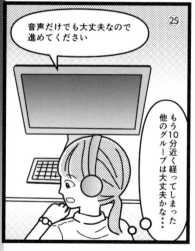

㉕ 音声だけでも大丈夫なので 進めてください

もう10分近く経ってしまった 他のグループは大丈夫かな…

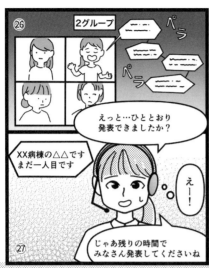

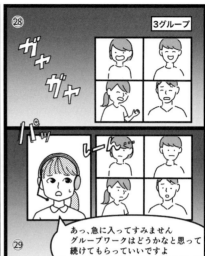

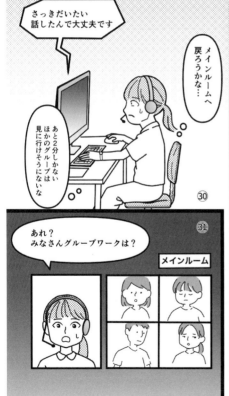

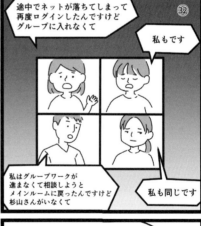

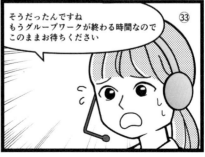

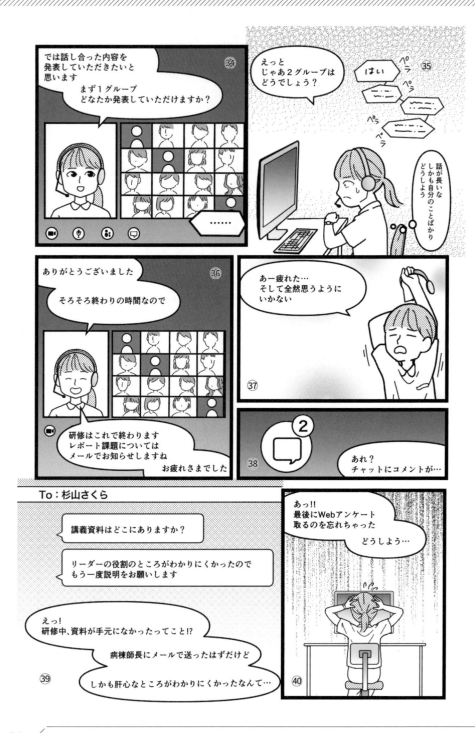

研修の形態はさまざま

　これまで多くの研修は、研修会場や会議室に参加者を集めて、座学で講義やグループワーク、ロールプレイを行うのが一般的でした。しかし実はこうした方法以外にも、研修にはさまざまな形態があります。

　近年はオンライン研修が普及しています。研修の形態はIT技術の発展や社会的状況、参加者のニーズによって変化しつつあります。基本形では、**対面、オンラインのリアルタイム型（同期型）、オンデマンド型（非同期型）** に分類されます（**図1**）。そして、これらを組み合わせたものとして、**ハイブリッド型**があります。ハイブリッド型の中には**ブレンド型**、さらに同じ研修を対面とリアルタイム型、オンデマンド研修の3つのパターンで実施する**ハイフレックス型**があります。

第3章　教育・研修の設計方法

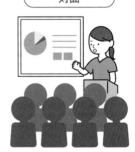
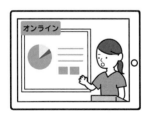
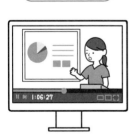

図1 ● 研修の基本形

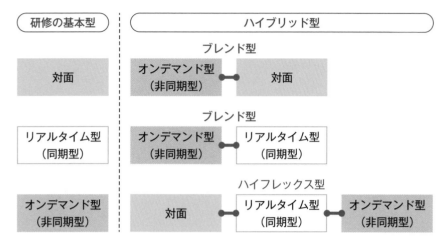

図2 ● 研修の形態と組み合わせ

　研修を行う目的や目標（ゴール）はさまざまです。研修の形態の違いやそれらの特徴をよく知り、目的に合わせて適切な方法を選択する必要があります（図2）。

　次に以下の5つの研修形態の「利点」「留意点」「適する例」について解説します。

> ① 対面研修
> ② リアルタイム型（同期型）研修
> ③ オンデマンド型（非同期型）研修
> ④ ブレンド型研修
> ⑤ ハイフレックス型研修

対面研修

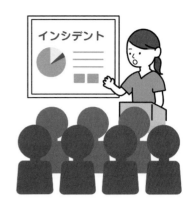

　講師は研修会場で講義を行います。参加者は、研修会場に同じ時間に集まり受講します。

利　点

- 講師と参加者間の討論や意見交換を簡便に行うことができる
- ワークに取り組んでいる状況がリアルタイムで把握できるため、即時にフィードバックができる
- 人脈が広がりやすく、職場の垣根を超えて知人ができる
- 異なる環境で学ぶため適度なリフレッシュになる

留意点

- 研修時間や場所が決まっているため、勤務の調整が必要である
- 大人数の研修ではファシリテーターがグループの状況把握をする必要がある
- 遠方の講師を招いて研修を行う場合はコストがかかる

適する例

- 参加者同士が対面での対話やコミュニケーションを行う場合
- ロールプレイなどの演習や実技をとおしてスキルを習得するとき
- 職場や自宅にインターネット環境が準備できない参加者がいる場合

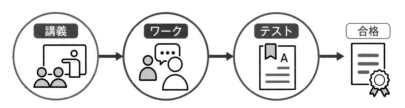

リアルタイム型
(同期型) 研修

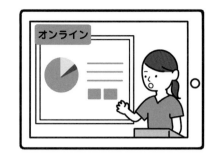

　講師は研修会場や会議室、自宅などから、映像や音声を使ってリアルタイムに講義を配信します。参加者はカンファレンス室や自宅などからビデオや音声を受信します。

利　点

- Web 会議アプリケーションを使えば講師は対面講義と近いスタイルで研修を行うことができる
- 参加者は職場や自宅などから参加するため、研修会場を用意する必要がない
- 講師と参加者のやりとり、参加者間の意見交換などをリアルタイムで行うことができる
- 遠方の講師を招いて研修を行うことができる
- 大人数の参加者を募ることも可能である

留意点

- 参加者がビデオや音声を安定して受信できるインターネット環境が必要である
- オンラインでグループワークを実施する方法、リアルタイムにグループワークの状況を把握する方法について検討が必要である
- 講師・参加者ともにPCの操作やWeb会議アプリケーションの使い方に慣れている必要がある
- 研修を携帯通信網で受信する場合、大量のデータ通信量を消費する（90分講義のビデオ配信のデータ通信量は80 MB〜300 MB程度）

- 講師と参加者、または参加者間での同期的なやりとりが比較的多い研修
- 従来の対面研修のスタイルを変えずにオンラインで研修を実施したい場合

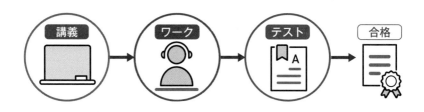

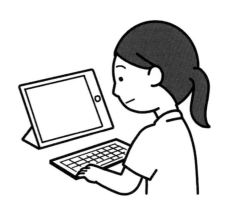

オンデマンド型 (非同期型) 研修

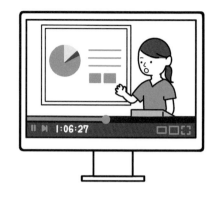

　講師はインターネット上で資料や講義ビデオ、課題を配布します。参加者は開講期間中に都合のよいタイミングでアクセスして学習します。

利 点

- 参加者は、研修時間や場所にとらわれず、自分のペースで受講することができる
- 講義やテストを繰り返し受講することにより、着実に知識が身につく
- 参加者の受信環境への負担はリアルタイム型研修より比較的少ない
- eラーニングやDVD教材を有効活用できる

留意点

- 講師は対面講義とは異なる研修スタイルをとる必要がある
- 講師はオンデマンド用の教材を準備したり配信したりするスキルが必要である
- 参加者の履修状況は研修への出欠以外の方法で把握する必要がある
- 参加者には主体的に学ぶ姿勢が求められる

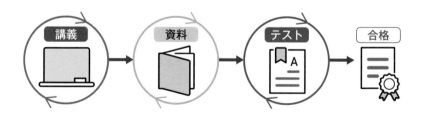

適する例

● 知識習得が中心で参加者自身のペースで学んだほうが効果的なトピックの場合

● 参加者同士の同期的（リアルタイム）なやりとりが不要な場合

● 講師が研修のスタイルを変えることが可能な場合

● eラーニングやDVD教材が活用できる場合

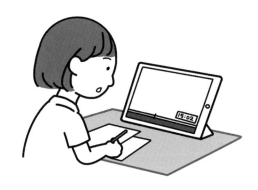

ブレンド型研修

　研修の**目的**ならびに**期待する学習効果**を考慮して、異なる研修の形態を組み合わせます。すなわち対面、リアルタイム型、オンデマンド型それぞれの利点を活かし、組み合わせて実施します。ブレンド型の多くは、研修の前にオンデマンド型教材で講義を受け、知識が習得できたかテストで確認します。続いて対面またはリアルタイム型研修で集まったときには、ワークを中心とした活動を行います。

　研修の前に課題やテストに取り組む、つまり従来の研修のように研修後に課題やテストを行うという方法を反転させることから、**反転研修**とも呼ばれています。

利 点

- 研修の目的や期待する効果に合わせて対面・リアルタイム型、オンデマンド型を選択するため、教育効果が高くなる
- 知識の習得のための時間（オンデマンド型）と、知識の応用や発展のための時間（対面・リアルタイム）を研修内外で組み合わせることができる

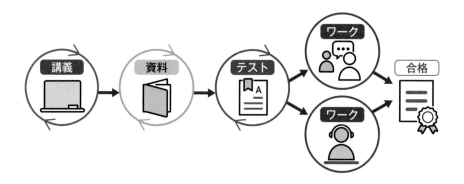

留意点

● 研修の目的や学習効果を考慮し、研修の形態について十分検討する必要がある

● 参加者へ研修の受講方法やスケジュールを明確に示す必要がある

適する例

● すべてリアルタイム型（同期型）でなくてもよい研修

● 参加者の理解度に合わせて研修を行いたいとき

● 個人のペースで課題に取り組み、スキルの習得を目指す場合

研修の組み合わせは、研修の目的や目標によってさまざまです。

実技や実習などの演習がある場合は、「オンデマンド型」と「対面（演習）」とを組み合わせます。すべての研修をオンラインで実施する場合は、「オンデマンド型」と「リアルタイム型」を組み合わせて実施します。

ブレンド型研修の形態を考えるための3つのポイント

ブレンド型研修では、研修の形態を考えるときに、3つのポイントに留意します。

● どのような方法で知識やスキルの習得を目指すのか

● リアルタイム型で研修を実施する必要があるのか

● 講義とどのような活動を組み合わせて研修を実施するのか

研修の形態は「**スキルの習得を目指すための手法**」「**同期の必要性**」「**活動の組み合わせ**」によって検討します（**表1**）。

表1 ● 研修形態における特徴

	リアルタイム型研修 —同期型—	オンデマンド型研修 —非同期型—	対面研修 —演習—
スキルの習得を目指すための手法	リアルタイムで研修を聴講し、グループ課題に取り組む	• 講義ビデオを理解できるまで視聴する • 個人のペースで学習し、非同期でグループ課題に取り組む	• 演習に必要な前提知識は講義ビデオを視聴して習得する • 対面では前提知識を確認後、研修会場や実習場所で演習を行う
同期の必要性	講師と参加者および参加者間で、リアルタイムにやりとりをする	同期は不要	講師と参加者および参加者間で、同じ時間に同じ場所に集まり演習を行う
活動の組み合わせ （活動例）	• 対話 • ディスカッション • 共同作業による資料の作成	• ミニレポート • 掲示板を用いたディスカッション	• 実技演習 • ロールプレイ • 臨床実習

ブレンド型研修における「研修形態」の特徴

　研修の目的に合わせて研修方法を選択したり組み合わせたりすることにより、さらなる**教育効果が期待**できます。大学の授業では、教育効果の観点からブレンド型が主流になりつつあります。ブレンド型研修を実施するためには、それぞれの研修形態の特徴を理解し、組み合わせる必要があります。

●リアルタイム型研修

　リアルタイムで講義を配信し、かつ講師と参加者、参加者間での同期的なやりとりが比較的多い場合はリアルタイム型研修を行います。

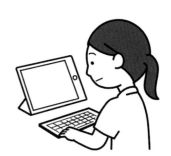

　ワークでは対話やコミュニケーション演習、共同作業による資料作成などの活動を行います。

●オンデマンド型研修

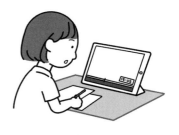

個々の参加者が理解度に応じて複数回講義ビデオを視聴する可能性があるトピック、また個人のペースで課題に取り組みスキルの習得を目指すものはオンデマンド型研修を行います。

同期的なやりとりが不要なミニレポート、掲示板を用いたディスカッションなどを活動として行います。

●対面研修（演習）

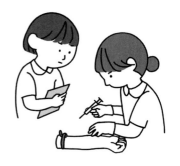

対面研修では、演習など参加者が主体的に行う活動を中心に実施します。すなわち、ブレンド型研修では、研修会場や実習場所でしか獲得できないスキルを習得する際に対面研修を取り入れます。

前提知識は事前に習得し、対面研修では実技演習やロールプレイ、臨床実習などの活動を行います。

ハイフレックス型研修

　同じ研修を**対面研修**と**リアルタイム型研修**、**オンデマンド研修**の3つのパターンで実施する方法です。研修会場では対面研修を受ける参加者が集まります。オンラインで受講する参加者にはリアルタイムで研修が配信されます。研修の様子は録画して、研修時間に参加できなかった参加者に向けてオンデマンド教材を配信します。

利　点
- 参加者は受講スケジュールや自身の体調など、状況に応じて受講手段を柔軟に選択できる
- リアルタイム型研修と同等の準備をするため、急遽対面研修ができなくなったときにオンライン研修への移行が容易にできる
- 業務の都合や体調不良などで急遽研修に参加できなかった参加者は、オンデマンド型で受講することができる
- 遠方の講師を招いて研修を行うことができる
- 大人数の参加者を募ることも可能である

留意点
- 対面とリアルタイム型で受講している参加者の画面が、同じ見え方になるように配慮する必要がある
- 研修会場ではリアルタイム型で配信したり、オンデマンド教材用に録画したりする必要があるため、環境整備に手間がかかる
- 対面とリアルタイム型の両方の参加者に注意を払いながら研修を行うため、講師やファシリテーターの負担が高くなる

適する例
- 参加者の状況に応じて対面やリアルタイム型、さらにオンデマンドで

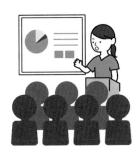 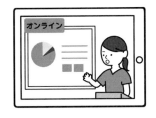 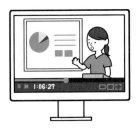

も受講できるようにしたい場合
- 多くの人に参加してほしい場合
- いずれの研修パターンでも同等の教育効果が期待できる場合

ハイフレックス型研修で配慮すべきポイント

　ハイフレックス型研修は、あまり聞き慣れない言葉かもしれません。一方で、参加者が受講手段を柔軟に選択できるところから、参加者からのニーズが高い方法の1つです。この形態の研修で配慮するべきポイントについて具体的に解説します（表2）。

① 資料など画面共有を研修会場のスクリーンへ投影する
- 研修会場とリアルタイム型研修で画面の見え方が同じになるようにWeb会議アプリケーションの画面をスクリーンへ投影する
- 講義配信用のPCに加えて、Web会議アプリケーション受信用（確認用）のPCを用意すると、リアルタイム型で受講している参加者の画面の見え方が把握しやすくなる

② ポインターの操作はPC上で行う
- 多くのレーザーポインターは教室のスクリーンにのみ指し示されるため使用しない
- PCのカーソルは比較的見えにくいため、Web会議アプリケーションに搭載されているポインターを使う
- Zoomの場合は「スポットライト」を用いる

表2 ● ハイフレックス型研修の全体像

	講師	参加者 A —対面—	参加者 B —リアルタイム型—	参加者 C —オンデマンド型—
音声	・イヤホンマイクを装着する ・イヤホンマイクから音声を届ける	直接講師の講義を聴く	イヤホンで講義を聴く	コンテンツの音声を聴く
視聴	Web会議アプリケーションの画面を研修会場のスクリーンに投影する	研修会場のスクリーンをみる ※Web会議アプリケーションに接続しない	Web会議アプリケーションに接続して視聴する	コンテンツを視聴する
ワーク	人数に応じてグループを設定する	研修会場の参加者とワークを行う	ブレイクアウトルームでワークを行う	非同期でワークを行う
質疑応答	研修会場の参加者からの質問、チャットからの質問内容は、読み上げて共有する	直接質問する	チャットで質問する	メールやフォームなどから質問する
時期	開講期間に対応する	同じ時間に対面またはオンラインで受講する		後日、配信されたコンテンツで受講する

③聞き取りやすい声を届ける

- オンライン上の声の大きさを安定させるために、マイク付きイヤホンを使用する（スマホ付属のマイク付きイヤホンで十分です）
- 研修開始前にマイクテストを行い、事前にPC側の音量出力のボリュームを調整しておく
- 研修会場内で参加者も同じミーティングルームに入り研修を行う場合は、ハウリング防止のためマイクをオンにしないよう注意を促す
- 対面とリアルタイム型で研修を受ける参加者の両方の声を聴きとるために、イヤホンは片耳のみ装着するか開放型のイヤホン（周囲の音も聞こえるタイプ）を使用する

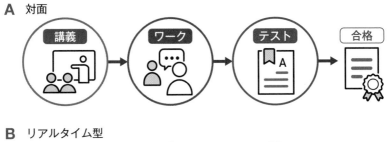

A 対面

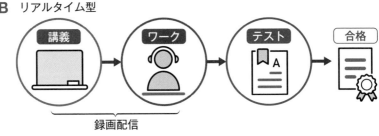

B リアルタイム型

録画配信

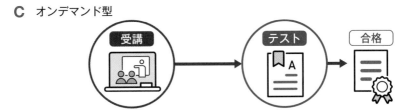

C オンデマンド型

④ **研修をレコーディングして配信する**

- オンデマンドで受講する参加者、また勤務の都合やネットワーク環境が悪くて参加できなかったなど、リアルタイムで受講できなかった参加者に向けて、レコーディングした動画をオンデマンド教材として配信する

- レコーディングした動画は復習教材、次年度の研修の予習教材など幅広く利用することができる

対面研修をオンラインに
転換するポイント

　近年ではオンライン研修のニーズが高まり、対面研修をオンラインに切り替えて実施する機会が増えています。しかし何をどう組み合わせたら効果的なのか、悩むこともあるでしょう。研修の組み合わせを検討するときには、次の5つのパートから捉え直すようにします（図3）。

①コミュニケーション（意思疎通）
②インプット（講義）
③アウトプット（課題）
④コラボレーション（共同作業）
⑤アセスメント（評価）

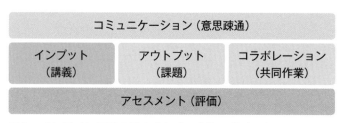

図3 ● オンライン研修の組み合わせ・実施のポイント

　ここでは、どのような視点で研修の形態を決めたり、活動を組み合わせたりするのかに着目して見ていきましょう。

コミュニケーション
（意思疎通）

　オンライン研修では、とくに講師（開催側）と参加者とコミュニケーションをとる方法について検討する必要があります。オンライン研修の場合、参加者の出席状況や理解度、学習状況の把握も容易ではありません。また参加者は従来の対面研修と受講の仕方も異なれば、課題の取り組み方も異なります。研修当日に参加方法に手間取ったり、インターネット環境の不具合で、途中で受講できなくなったりする参加者がいることも想定できます。参加者には、単に研修のスケジュールを提示するだけではなく、**参加方法**や**問い合わせ先**に加えて、**当日の緊急連絡先**などを事前にかつ詳細に伝えるようにします。

　とくに前年度までの研修方法や企画書と異なる場合は、相違点を明確に伝達します。参加者のみならず、該当部署にも伝達することにより、部署の師長や教育担当者はサポートしやすくなるでしょう。

研修のお知らせ

- 事前課題（締切：X月Y日）
- Web会議アプリケーションの接続方法
  http//:xxxxxxxxxxxx
- 準備するもの
- 諸注意

研修担当の緊急連絡先
PHS：000-0000-0000

ご不明な点があれば事前に
〇〇までご連絡ください。
連絡先：××××××××

インプット
(講義)

　スライドを提示して説明したい場合やタブレット PC などを用いて板書を提示したい場合、また講師の顔を見せながらリアルタイムで講義をしたい場合は、Web 会議アプリケーションを使ったリアルタイム型研修を行います。

　リアルタイム型での研修では、講義が本当に必要なのかについても検討することが重要です。とくに一方向のインプットであれば、オンデマンド型を選択します。オンデマンド型では、**講義ビデオを作って配信**する方法のほかにも、**レジュメを配布して音声で解説**するというやり方もあります。ポッドキャストのようなイメージです。
　動画や音声による解説が不要であれば、**PDF にした資料を配布**したり、**教科書の範囲を提示**したりして読んでもらうという方法もあります。
　こうしたインプットの方法は、教える目標（ゴール）によって検討するようにします（教える目標（ゴール）は、p20参照）。

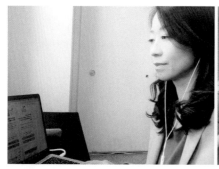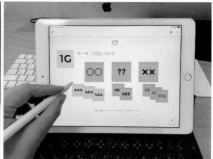

リアルタイムの講義でタブレットを併用する

アウトプット
（課題）

　研修を受講した参加者が目標（ゴール）に達したかどうか確認するためには、参加者のアウトプットによって判断する必要があります。たとえば、**表3**のような**確認テスト**や**レポート**、**リフレクション**を実施します。

　研修後にアウトプットがあることによって、参加者の集中力を維持したり、継続的な学びを促したりすることができます。

　また、講師は確認テストなどで参加者の理解度を把握することができるため、フィードバックやフォローすべきポイントが明確になります。たとえば「課題の提出をもって出席とみなす」といった条件をつけることによって、これらは出席簿としても活用することができます。

表3 ● アウトプットの例

確認テスト	確認テストは、研修内容への理解を深めるためのものです。○×で簡単に答えられるものや、選択式の問題を用意すると簡便に行うことができます。
レポート	研修のトピックに応じて、レポートを書いてもらいます。レポートのテーマやキーワードを提示することによって、参加者の学習状況を把握しやすくなります。
リフレクション	リフレクションは、研修の内容をふり返り、どのような場面で活用できるのか、自分の言葉や行動で表現してもらいます。個人ワークシートに記載してもらい、部署の教育担当者と共有することによって、部署と連携してフォローアップしやすくなります。

※リフレクションについては第4章p185参照

コラボレーション
（共同作業）

　リアルタイム型の研修では、Web会議アプリケーションのブレイクアウトルームを使うことによって、参加者を**少人数のグループに分けてコラボレーション**することができます。

　さらにリアルタイム型の研修で参加者が学習成果を上げるためには、学習内容をふり返ったり、自身の学習状況を把握したりすると効果的です（表4）。参加者が自らの活動をふり返るための支援として、**グループワークの過程を記録に残しておく**ようにします。

表4 ● グループワークを記録するメリット

参加者	主催者（講師）
• 学習過程のふり返りができる • フィードバックにより、学習内容を修正したり理解が深まったりする • 他のグループで検討された内容を知ることができる	• グループ数が多い研修でも、各グループで検討された内容を把握することができる • 必要に応じて補足説明するなど、適切なフィードバックができる

　グループワークの記録に使える便利なツールはさまざまあります。目的と使いやすさを考慮して選択するとよいでしょう（詳しくはp119参照）。

- Web会議アプリケーションのチャットで議事録をとる
- Google ドライブを活用する：ドキュメント、スプレッドシート、Jamboard

アセスメント
（評価）

　オンライン研修の評価指標の1つに、出席確認があります。

　Web会議アプリケーションの場合は、メールアドレスの登録が必須のミーティングを設定することによって、**参加者のアドレスを収集**することができます（図4）。メールアドレスと名簿を照合することによって、**出席を確認**します。

　また、Googleフォームなどを用いて**記述式回答のフォームを作成し、参加者の回答を得る**という方法があります。回答フォームのURLをWeb会議アプリケーションのチャット機能を用いて送信することによって、参加者はわかりやすく回答することができます。

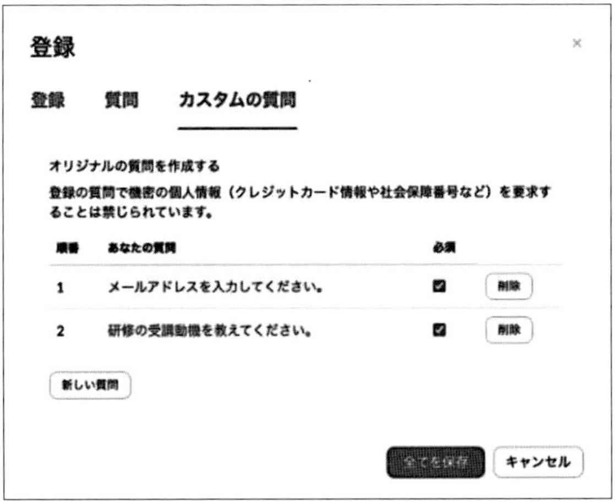

図4 ● Web会議アプリケーションの設定（Zoomの場合）
登録機能から、メールアドレスを収集したりオリジナルの質問を作成することができます

　もう1つは、確認テストやレポートなど課題の提出によって出席確認をするという方法があります。これらは参加者の**目標の到達度を把握**するとともに、**研修評価の指標**としても役に立ちます。

オンラインで質問を受け付ける

オンラインで質問を受け付けるときに便利なツールとして Google フォームがあります。Google フォームは Google のアカウントがあれば誰でも利用することができます。Google フォームはもともとアンケートを作成するためのツールですが、記述式の設問を作成すれば、質問用として利用できます。具体的にはフォームを作成して参加者へリンクを共有します。講義資料へ短縮 URL を掲載してもよいですが、QR コードを作成して載せておくと、参加者はスマホから簡便に質問しやすくなります（図5）。

そのほか、イベントやセミナーで質疑応答や投票をする専用のサービスもあります。規模の大きい研修会をする際の参考にしていただければと思います。

例：NEC slido＜https://symphonict.nesic.co.jp/slido/＞

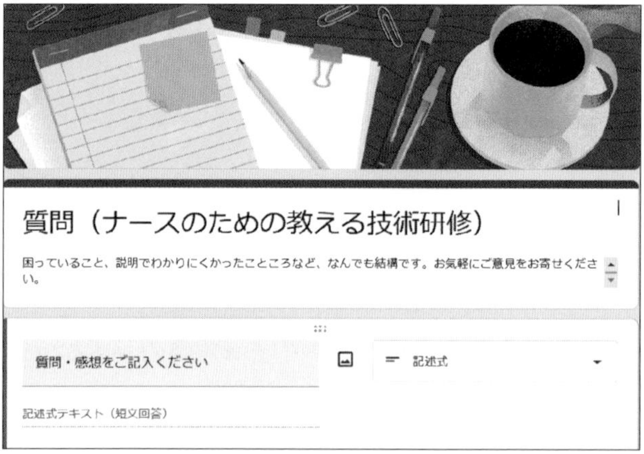

図5 ● 写真 Google フォームのイメージ

FAQを用意しておく

　研修の雰囲気や参加者の状況によって、あまり質問がでない場合があります。とくに、オンラインでの研修は質問がでにくい傾向があります。質問がなく盛り上がりに欠けるといった事態を防ぐために、あらかじめFAQを用意しておく方法があります。講義の途中で質問を投げかけたとき、参加者から手が挙がらないときに使うとよいでしょう。

　　「他の研修でこんな質問があったのでご紹介します。1つは○○○
　　○○…」
　　「○○○○○といったケースで困っていると伺いました」

　FAQを紹介することにより、実践で役に立つとともに、参加者の質問するハードルを低くすることができます。「こんな質問でもしていいんだ」と感じられるよう、シンプルで身近に感じられるFAQを用意します。

　質問を受けるためには、少しコツがあります。それは、レクチャーできっちりまとめすぎないことです。わかりやすいことは大切なのですが、あまりにもきっちりまとまっていると、参加者はわかったような気になってしまい疑問が浮かびにくくなるのです。あえて、疑問を投げかけて終わるのもよいでしょう。それでも質問がでなかった場合は、用意したFAQを使い、補足説明を行います。

　FAQは研修講師が初心者という場合にもお勧めです。慣れないうちは、急な質問に受け答えできず、終わってから「ああすればよかった」「こうやって答えればよかった」など後悔しがちです。あらかじめ、どんな質問が来るのか想定してFAQ集を作成しておくことによって、安心して質疑応答の時間をもつことができるでしょう。

オンライン研修の企画で
留意すること

　これまでの対面研修をオンラインに転換するときには、無理をしないことが大切です。もっとも重要なのは、**対面研修でやっていたことを、完全に再現しようとしないこと**です。オンラインでは、できることとできないことがあります。一方、オンラインだからこそ効果があるトピックもあります。オンラインに向いているものは何か十分検討して企画する必要があるでしょう。

　また、参加者にも無理をさせてはいけません。多くの参加者はオンラインの研修に慣れていないため、オンラインだというだけで、通常の研修よりもハードルが高いと感じてしまいます。研修の情報は詳細に示し、1人ひとりがスムーズに参加できるように**サポート体制を構築しておく**ようにします。

　加えて、研修当日は、通信環境の不具合で参加できなかった方への手立ても考慮しておく必要があります。Web会議アプリケーションにはレコーディング機能がついているので、**記録を残しておく**ことをお勧めします。

　そしてもう1つ忘れてならないのは、研修の効果を測る方法です。研修の効果は、こちらが何を教えたかではなく、参加者が何を身につけたかによって測る必要がありましたね。従来の対面研修と方法を変えたのであれば、対面研修のときと効果にどのような差があったのか、参加者のニーズと合致していたのかなど**多角的に検証**します。**研修後のアウトプット（課題）**がその1つです。さらに、グループ活動の効果を測るためには、**研修中の参加者の発言や活動の状況を可視化する**とよいでしょう。

手書きツールを活用したグループワーク

リアルタイム型研修でグループワークを行うときには、Web会議アプリケーションのブレイクアウトルームを活用すると便利です。ブレイクアウトルームは、手動もしくは自動で、参加者を少人数のグループに分けてグループワークができる便利な機能です。

一方、ブレイクアウトルームのグループ数が多い場合、それぞれのグループで話し合いが進んでいるのか把握しづらい、結局グループで何を検討したのかわからないという問題が起こりやくなります。

そこで、リアルタイム型研修でグループワークをするときには、手書きツールを併用することをおすすめします。

Googleドライブの活用

グループ活動を可視化するための身近なツールにGoogleドライブがあります（図6）。Googleドライブは、リンクを知っているユーザーがファイルやフォルダを閲覧、編集、コメントできるツールです。事前準備として、講師はGoogleドライブにフォルダを作成し、グループ数分のワークシートを作成します。フォルダの共有設定を「リンクを知っている全員」「編集者」に変更して、リンクを取得します。そして、リンクをWeb会議アプリケーションのチャットに添付したり、配布資料に掲載するなどして参加者に知らせることにより、リンクを知っている全員が、ワークシートを共同編集できるようになります。参加者は、ブレイ

 文書

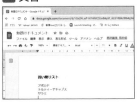

スプレッドシート

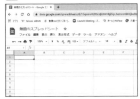

スライド

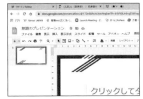

図6 ● Googleの便利なツール

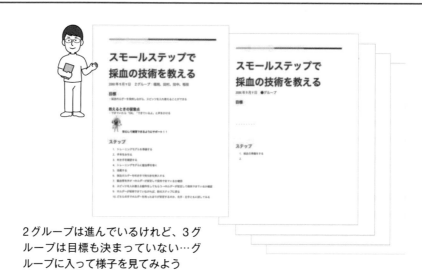

2グループは進んでいるけれど、3グ
ループは目標も決まっていない…グ
ループに入って様子を見てみよう

クアウトルームで話し合っていることを、リアルタイムでシートに書き
込んでいきます。講師やファシリテーターは、グループワークの間、各
グループのシートを確認・巡回します。そして、話し合いが促進してい
ないと感じたグループがあれば、ルームに入り助言を与えます。

　図形ツールを用いて話し合いを発散、収束させたい場合は Google
Jamboard が便利です。これらは、クラウドアプリケーションなので、
パソコンやスマホ・タブレットなど、あらゆる端末で使用可能です。

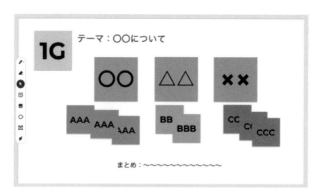

図7 ● Google Jamboard の活用例

電子ホワイトボードとして利用

　Google Jamboard は研修会場のホワイトボードと同様に、ペンで図を書いたり、付箋を貼ったりすることができます。また、画像の貼り付けや図形の拡大・縮小など、電子ホワイトボードならではの機能が利用できます。

あらゆる端末でリアルタイムに同時編集

　各ファイルは、クラウド上でリアルタイムに共有されます。そのため、参加者の場所が離れていても、リアルタイムで同時に編集が可能です。講師もワーク状況をリアルタイムで把握することができるため、容易にコメントや助言を与えることができます。

記録として残る

　各ファイルはGoogle ドライブ内に保存されます。PDF形式などでダウンロードできるため、参加者にはグループ活動の記録として電子的に配布することも可能です。また、研修報告の議事録としても活用することができます。

　研修では、どのような目的でどんな活動をするのかによって、ツールを選択します（表5）。

表5 ● 研修の形態とツールの組み合わせ例

研修の形態	議事録	ブレインストーミング	プレゼンテーション	成果物の共有
対面	ワークシート	模造紙ホワイトボード	パワーポイントKP法	実物投影機バザール
リアルタイム型（同期型）	Googleドキュメント	GoogleJamboardホワイトボード機能	Googleスライド	画面共有クラウド
オンデマンド型（非同期型）	Googleドキュメント	GoogleJamboard	Googleスライド	クラウド

リアルタイム型研修を改善する

　杉山さんのリーダーシップ研修はリアルタイム型で行われましたが、うまくいかなかったようですね（導入マンガ参照）。一体何が問題だったのでしょうか。杉山さんと一緒に5つのパートから現状の問題と改善点について検討してみました。

	現状の問題	改善点
① コミュニケーション	• 研修中、参加者からの問い合わせ先を決めていなかった • チャットを確認していなかったため、参加者の質問に応じられていない • 参加者の受講環境が整っていない • 講義資料の共有がうまくできていない	• 研修のお知らせを作成して周知する→参加者と師長・教育担当者にも周知する • 適宜質問を受け付ける→研修中はチャットを活用する（チャットはファシリテーターが確認） • 参加者の受講環境について調査する→オンラインで受講できる環境を整備する（カンファレンス室など） • 講義資料が手元にあるか、研修開始時に確認する→必要に応じてチャットで送付する
② インプット	• 講義の時間が予定より長くなった • 従来の講義と同じ方法で行っていた→「参加者から説明がわかりにくい」との声が聞かれた	• 知識の部分は事前学習として資料を配布し、読んできてもらう→事前に研修内容がわかるため研修の動機づけにもなる • 簡潔にまとめたスライドだけではなく、口頭で説明する部分のテキストも資料として準備する→スライドとテキストを組み合わせたレジュメを作成し、配布する
③ アウトプット	• 参加者が研修の内容を理解できているか確認できていない • 参加者の学習状況が把握できていない	• ふり返りのコメントを Google フォームに記載してもらう→スマホからもアクセスしやすいように資料にはフォームの QR コードを貼付する • リフレクションを確認してフィードバックする→リフレクションに対してコメントをするとともに、フォローすべき点があれば補足説明をする

	現状の問題	改善点
④コラボレーション	• 参加者の活動を記録できていない • ブレイクアウトセッションでファシリテートできていない • 参加者の状況が把握できてないため、適切なフィードバックができていない	• ブレイクアウトセッションでは、Jamboard を活用する→グループ分のボードを用意する • ワーク中は Jamboard で進み具合を把握する→ファシリテーターは書き込みが少ないグループに入る • ワーク後は、Jamboard を画面共有しながらフィードバックする→フィードバックコメントを付箋に書く
⑤アセスメント	• 出席状況を把握でいていない • 参加者から研修に対する感想やコメントを聞いていない • 研修の評価をするための材料が不足している	• Web 会議アプリケーションで参加者のメールアドレスを収集して出席確認をする→研修後のフィードバックやアンケート調査にも活用できる • 研修後アンケートを作成してリンクを資料に掲載する→Google フォームの URL と QR コードも貼付する • 研修後に Jamboard とアンケートを分析して、研修の評価・改善を行う→参加者へフィードバックする。結果に基づいて研修を改善する

※ダウンロードできます（p239参照）

第3章

教育・研修の設計方法

　杉山さんは、1週間後、異なる参加者を対象にリーダーシップ研修を実施するそうです。次回はうまくいくといいですね。

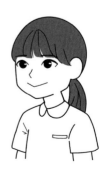

研修のリハーサルは必要？

　研修を設計して準備が整ったら、リハーサルが必要です。リハーサルでは、p110で紹介した5つのパートやガニエの9教授事象（p36）から捉え直すと、よりよい研修を実現することができるでしょう。また、リハーサルをするメリットは、他にもあります。

- 講義やワークの流れがスムーズか確認できる
- 時間配分を見直すことができる
- 資料の過不足や誤字脱字を発見できる
- 研修当日の緊張が和らぐ

　ひととおり予行練習をすることによって、**全体の流れがシームレスになっているか確認**することができます。講義に対してワークが唐突に感じるようであれば、リハーサルの時点で講義の内容やワークのテーマ、方法を修正します。

　実際の研修では、「思ったよりも講義に時間がかかった」「ワークの時間が延長した」という経験をしたことがある方も少なくないでしょう。事前にスライドを読み上げて時間を測ったり、教育委員のメンバーとワークのリハーサルを行い、**時間配分**について**十分検討する**ようにします。

　さらに、資料の過不足や誤字脱字は印象がよくありません。講師はスライドの作成に夢中になっているときには変換ミスなどに気づきにくいものです。**自分以外の人にチェックをしてもらうことによって**、資料の適切性や誤字脱字など修正点に気づいてもらうことができます。

　そして、事前にリハーサルをする最大のメリットは、研修当日の**緊張を和らげられる**という点です。「リハーサルでちゃんとできた」という自信がつけば、本番では練習どおりに進めることができるでしょう。

リアルタイム型研修のリハーサル

　リアルタイム型の研修で留意する点はいくつかありますが、経験上、カメラやマイクなどハードウェアの不備、通信回線で失敗するケースが多くみられます。リアルタイム型の研修をうまく運用するためには、事前準備に加えて直前のリハーサルも重要です。

音声の品質を担保する

　リアルタイム型の研修では、音声品質が満足度を決めるといっても過言ではありません。なぜなら**オンラインコミュニケーション**において、**最も重視されるのは音声**だからです。オンラインで相手の音声が小さくてよく聴こえなかったり、雑音が入っていたりして、聞き苦しさを感じた経験があるのではないでしょうか。こうした事態を回避するためにも、音声は周到にチェックする必要があります。

　PC 内蔵マイクは、タイピングの音や周囲の雑音を拾いやすいため、**有線のマイク付きイヤホンが必須**です。Zoom など多くの Web 会議アプリケーションには、マイクとスピーカーをテストする機能が備わっています。事前に PC 側の音量出力のボリュームを調整することも必要不可欠です。

　発表者の近く（同室）に同じミーティングルームに入っている参加者がいると、参加者の PC やスマホが発表者の音声を拾ってしまい**ハウリング**（「キーン」といった不快な音）が起きます。これを防ぐため、発表者以外はマイクをオフにするよう注意を促します。

　1つの会場に複数の講師が集まる場合は、**集音マイクを利用する**という方法もあります。一方、集音マイクは感度が高いため、服が擦れる音、紙をめくる音など些細な環境音も拾ってしまいます。事前に講師、会場係で十分テストを行い、あらかじめ環境を整備する必要があるでしょう。

カメラの設置位置

カメラの理想的な位置は、目の高さかつ正面です。とくにノートPCの場合、参加者を見下げる視線になりがちになります。PCの下に台を置くなど、**カメラがちょうど目の高さになるように調整する**ことをおすすめします。

また、後方に電気や窓がある場合、影ができて顔が暗く映るため、正面から光が当たるような工夫が必要です。リングライトがない場合は、デスクライトを応用するという方法もあります。

アプリケーションの更新

アプリケーションが古いバージョンの場合、画面共有がうまくできないなどの不具合が生じる可能性があります。Web会議アプリケーションに加えてセキュリティソフトなどを**最新のものにアップデートしておく**ことを推奨します。

スライド作成の工夫

スライドを作成する際には、参加者があらゆるサイズのデバイスから視聴することを前提として準備します。スマートフォンで視聴することも想定して、**スライドの文字は大きく、図表はシンプルに作成**するとよいでしょう。

また、アニメーションは、Web会議アプリケーションなど環境によって、うまく反映されない場合があります。そのため、**アニメーションは必要最小限**にする、もしくは、アニメーションにしたい部分は複数スライドを作成して、次々とテキストや図形が表示されるようにします。

さらに、動画の使用も注意が必要です。スライドに動画が埋め込まれていると、全体的に画質が悪くなります。また、カクカクとした動きになるなど、配信側、参加者側の環境によって

左右されます。オンラインで配信することを考慮して、**動画の必要性について十分検討する**ようにします。

トラブルへの対応

　Web 会議アプリケーションを使う場合は、トラブルシューティング力を磨いておく必要があります。2大トラブルは「音声が聞こえない」「画面が映らない」です。

　音声が聞こえなければマイクを**オーディオに参加**、または**ミュート解除**に、画面が映らなければ**ビデオをオン**にするよう促します。また、PC側の設定による場合もあります。

　トラブルシューティングをまとめておき、いざというときに講師、参加者ともに使えるようにしておくとよいでしょう（図8）。

第3章　教育・研修の設計方法

トラブルシューティング

■相手の音声が聞こえない
- パソコンやスマートフォン自体のスピーカーがミュートになっていないか確認します。

■カメラやマイクが起動しない
- パソコンやスマートフォンの設定から、Web会議アプリケーションがアクセスできるようになっているか確認します。

Windowsの場合
- Windowsの設定＞プライバシー＞[カメラ]
- [アプリがカメラにアクセスできるようにする] をオンにする
- Windowsの設定＞プライバシー＞[マイク]
- [アプリがマイクにアクセスできるようにする] をオンにする

　研修担当の緊急連絡先
　PHS：000-0000-0000

図8 ● トラブルシューティングの例

eラーニングを活用する

　eラーニングをうまく活用することによって、教育の効果・効率、魅力を高めることができます。とくに、子供のころからインターネットやスマホのある生活環境で育ってきたデジタルネイティブ世代にとっては、eラーニングはとても身近に感じることができるツールです。

eラーニングの特徴は「学びやすさ」

　eラーニングは、いつでもどこでも自分のペースで学習することができます。また予習だけでなく、復習にも活用が可能です。さらに、動画で看護技術など一連の流れが解説されているため、体験したことのない場面をイメージする手助けをしてくれます。実践することへのイメージ化は、やる気や業務との関連性、すなわち"動機づけ"を高める効果があります。それゆえ、eラーニングと実地指導、研修をうまく組み合わせることにより、教育の効果・効率・魅力を高めることが期待できます。

■eラーニングのメリット
- 基本的な知識を自分のペースで学習できる
- 予習・復習に活用できる
- 動画で一連の流れが理解できる
- 体験したことのない場面がイメージできる
- これから実践することへの動機づけが高まる

計画的に活用して学習活動の「見える化」を促進

　多くのeラーニングは、コンテンツの視聴状況、確認テストの到達度など、**進捗状況が数値やグラフで表示**されます。さらに、部署別、個人

別に詳しく分析することも可能です。こうした機能を用いることによって、**リアルタイムで学習状況が把握できる**とともに、**即時にフィードバックを与える**ことができます。さらに、データ分析の結果から、**研修や実地指導の効果を検証する**こともできます。たとえば、確認テストで理解度が低い部分は補足でレクチャーをしたり、研修や実地指導の方法を改善したりする材料にもなります。受講者の学習状況に応じて、より適切な教育を提供するためにも、データを有効活用するとよいでしょう。

● 院内研修

eラーニングを活用することによって、**効率的で効果的な集合研修**に設計しなおすことができます。たとえば、臨床シナリオを用いたグループ学習や演習前後の知識の確認など、eラーニングを活用してさまざまな形態の研修を実現することができます。他の活動と組み合わせれば、講義動画を視聴するだけではない魅力的な研修をつくることも可能です。忙しい教育担当者の労力を削減するためにも、eラーニングをうまく活用することをお勧めします（**図9**）。

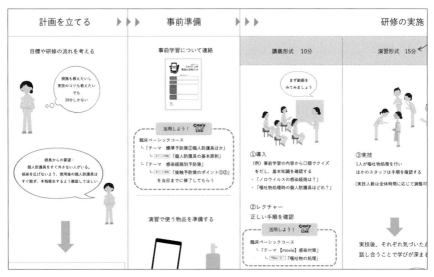

図9 ● eラーニングの活用例　　　　　　　　※ダウンロードできます（p239参照）

第3章　教育・研修の設計方法

eラーニングを活用する ● **129**

● 年間教育計画を立てる

　研修や実地指導などの場面で教える相手が新しいことを実践するとき、ｅラーニングを活用しているでしょうか。実は、せっかくｅラーニングを導入しているにもかかわらず、あまり利用されていないという声も耳にします。以前私が勤務していた施設でもそうでした。

　ｅラーニングが使われないのは、ｅラーニング教材が悪いわけではありません。その教材をいかに活用するかについて、看護部全体で十分検討されていない可能性があります。

　ｅラーニングを導入しっぱなしになっている場合には、看護部・部署の教育計画に、ｅラーニングを用いた学習計画を組み込むことをお勧めします。新人教育、ラダー別教育、キャリア教育など、看護部教育の多様なニーズにあわせた年間計画を用意するとよいでしょう（図10）。

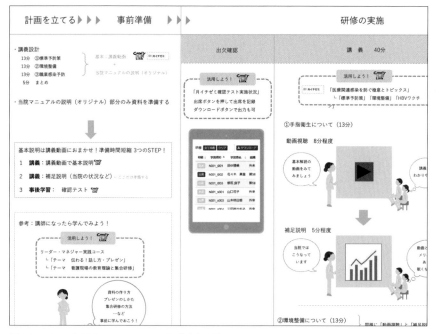

図10 ● CandY Link コンテンツ研修活用例　　　※ダウンロードできます（p239参照）

●進捗状況を見える化する

　学習の進捗状況をグラフなどで「見える化」することができるeラーニングは、教育が年間計画どおりに進んでいるかどうか確認するためにも有用です。多くのeラーニングでは期間別、テーマ別、部署別、個人別など詳しく分析できます。

　CandY Link を例として解説します（図11）。管理画面では全体の学習状況から個々の取り組みまで確認することができます。ひと目で全体の進捗を確認できる点は、eラーニングならではの強みでしょう。また、組織別・学習者別の詳細なデータも管理することができます。そのため、学習が進んでいない部署や個々のスタッフに声をかけるなど、リアルタ

CandY Linkを導入すると、管理画面で全体の学習状況から個々の取り組み内容までカンタンに確認できます。管理者の研修計画・資料づくり・成果の見える化を強力サポートします。

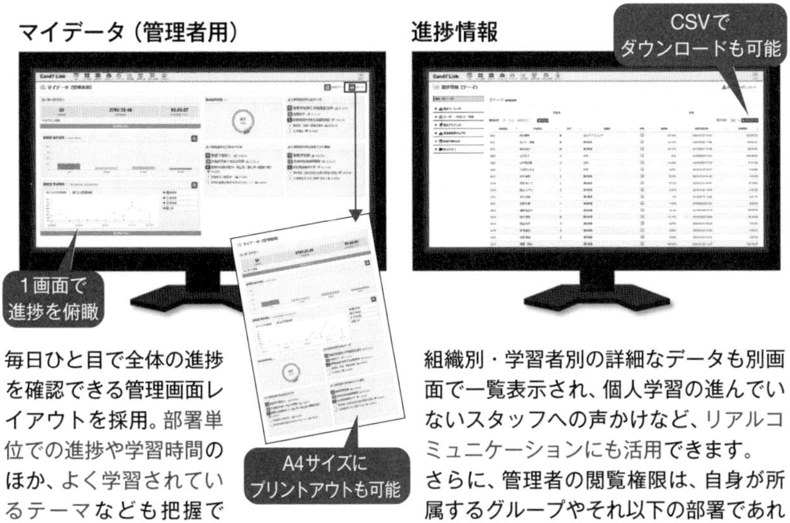

マイデータ（管理者用）

進捗情報

CSVでダウンロードも可能

1画面で進捗を俯瞰

毎日ひと目で全体の進捗を確認できる管理画面レイアウトを採用。部署単位での進捗や学習時間のほか、よく学習されているテーマなども把握でき、研修計画にも役立ちます。

A4サイズにプリントアウトも可能

組織別・学習者別の詳細なデータも別画面で一覧表示され、個人学習の進んでいないスタッフへの声かけなど、リアルコミュニケーションにも活用できます。さらに、管理者の閲覧権限は、自身が所属するグループやそれ以下の部署であれば自由に与えることができ、院内の体制に合わせた柔軟な見える化を実現します。

図11 ● CandY Linkを利用したeラーニング

イムにコミュニケーションを図ることも可能です。

既存のeラーニングを活用するポイント

　eラーニングのメリットは、必要物品や基本的な知識を修得することができるという点です。さらに一連の流れがイメージできたり、注意事項やポイントの予習・復習にも役立ちます。

　一方、ビデオと実際に使用する物品の種類が異なることがあります。また、場所や雰囲気が異なることにも留意して教えるのがポイントです。

メリット

- 必要物品や基本的な**知識が習得**できる
- 一連の流れが**イメージ**できる
- 注意事項やポイントを**予習・復習**できる

留意点

- **物品の種類**（メーカーなど）が異なる
- **場所**や**雰囲気**が異なる

　次に演習にeラーニングを活用する例を、以下の5つのステップに沿って紹介します。

---

❶ 前提知識の確認
❷ 手本を見せる
❸ マンツーマン指導
❹ 実践と見守り
❺ 独り立ち

　今回は**新人看護師に採血の技術を教えるステップ**を例に紹介しますが、この5つのステップは、看護技術を教えるさまざまな場面で活用することができます。

❶ 前提知識の確認

ひととおり e ラーニングを視聴してもらい、採血に必要な知識を習得します。そして「使っている針は一緒ですね」「消毒薬のパッケージは違いますね」など、e ラーニングと共通している部分、物

ポイント

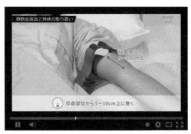

品の違いなどについて説明を加えます。ポイントは、施設で使用しているものと共通している部分と、**物品の違いについて補足説明する**ということです。

❷ 手本を見せる

手本を見せるときには、e ラーニングの内容と実践を関連づけながら説明していきます。「e ラーニングで駆血帯はどこに巻くと説明していましたか？」「駆血してから何分以内に採血すると言って

必要物品

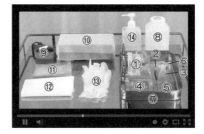

いましたか？」などと質問し、採血に**必要な知識が身についているか確認**します。

知識が不十分だと感じた場合には、もう一度ビデオで一連の流れについて予習するように促すとよいでしょう。

❸ マンツーマン指導

採血では、トレーニングモデルなどを使って練習をする機会を作るのではないでしょうか。必要物品の準備や手順にまだ自信がない場合は、ここでもう一度ビデオを視聴して確認します。練習で

注意点

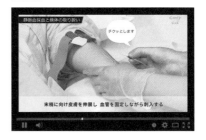

は「針を刺した瞬間に患者さんが手先のしびれを訴えたらどうしますか？」など、eラーニングで説明されていた**注意事項やポイントを質問しながら指導**するとよいでしょう。

　実践後にふり返りをしながらビデオを視聴することによって、ポイントを効果的に定着させることができます。

❹ 実践と見守り

　演習で学んだことを繰り返し実践する場をつくり、できるようになるまで**教育担当者や実地指導者が見守り**ます。また、実践した後はできるだけ早くふり返りをします。このとき、eラーニ

おさらい

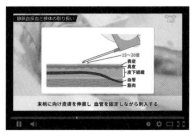

ングを視聴しながら一連の流れについてふり返りをするのも効果的です。

❺ 独り立ち

　チェックシートなどで確認して、すべての項目ができるようになったら独り立ちです。採血は日常的によく実践される手技ですので、日々実践を繰り返すことによって定着していきます。しかし、看護

チェックシート

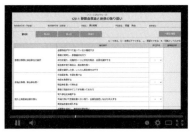

技術の中には、たまにしか実践しないものもあります。そのようなときに役立つのがeラーニングです。

　eラーニングは、必要物品や一連の流れを思い出す手助けをしてくれます。マニュアルや手順書で確認しても構わないですが、看護技術はやはり動画のほうがイメージしやすいのではないでしょうか。気になったときにさっと調べて確認できるというところが、eラーニングの強みです。

eラーニングと対面研修を組み合わせる

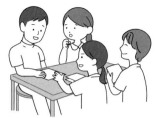

　研修にeラーニングを取り入れる場合、研修のどの部分をeラーニングに置き換え、どのような順番で研修を行うのか検討する必要があります。

　1つの場所に集まりグループ学習をすることによって教育効果が期待できる場合には、対面研修を行います。対面研修の場合、これまで講師が資料を作成して講義をしていた部分をeラーニングに置き換えます。研修会場に動画コンテンツを流し、講師は必要に応じて補足説明を行います。

　グループ学習では演習などを行い、研修終了後はeラーニングによる確認テストを実施します。確認テストでは参加者の学習状況を把握し、到達度に応じて個別にフィードバックを与えます。とくに即時フィードバックは、参加者のつまずきを最小限に留め、知識を確実に定着させるために効果的な方法です（図12）。

　CandY Linkでは、臨床シナリオのコンテンツがいくつか用意されています。たとえば、臨床シナリオを視聴後、確認テストの意味でクイズを出し、グループでクイズを解きながら学習を進めるという方法もあります。こうしたゲーム的な要素を取り入れることによって、楽しみながら知識を身につけることも可能です。

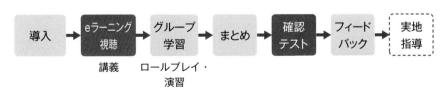

図12 ● 対面研修の流れ

eラーニングとリアルタイム型
研修を組み合わせる

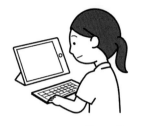

　　対話やスピーチによるグループ学習により
教育効果が期待される場合には、eラーニングとリアルタイム型の研修
を組み合わせて行うことも方法の1つです。対面研修と同様に、講義の
部分はeラーニングに置き換えます（**図13**）。そして、グループ学習は
ブレイクアウトルームで実施します。

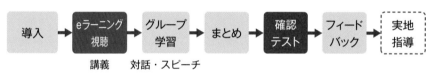

図13 ● リアルタイム型研修の流れ：講義でeラーニングを流す場合

　　また、研修の前にeラーニングを視聴してきてもらうという方法もあ
ります（**図14**）。eラーニングを事前学習に置き換えることにより、研
修では短いレクチャーのみ行い、グループ学習に取り組むことができま
す。また、eラーニングは、理解できるまで繰り返し視聴できるため、
参加者が一定レベルの知識を身につけたうえで研修に臨むことができま
す。講義の時間短縮にもつながることから、研修の効率化にもつながり
ます。

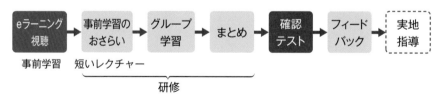

図14 ● リアルタイム型研修の流れ：事前学習でeラーニングを視聴する場合

eラーニングを活用した
リアルタイム型研修を設計する

　杉山さんは、eラーニングのメリットを活かして「リーダーシップ研修」を設計し直すことにしました。

レクチャーをeラーニングに置き換える

　リーダーシップのeラーニングコンテンツを確認すると、動画の再生時間は12分でした。**主体的な状態を保つためには8分を一区切りとして話を組み立てる**（第2章 p42）という点を考慮して、8分でいったん区切り、参加者に問いかけをすることにしました。

　スモールステップの原理にしたがって、短いステップで理解度を確認しながら進めていこうと思います

確認テストを使ってクイズを取り入れる

　eラーニングを視聴させるだけではなく、理解度を確認するための「クイズ」を取り入れることにしました。また、参加者には、eラーニングを視聴する前に「いまから〇〇分間、〜に関するビデオをみます。そのあとクイズを出しますね」と伝えることにしました。

　クイズがあることを事前に伝えることで、eラーニングを視聴することへの動機づけを高めたいと思います

研修の途中で理解度を確認して補足説明を行う

　研修でクイズを取り入れる最大のメリットは、その場で理解度が確認できるという点です。不正解の参加者がいた場合は、レクチャーがわかりにくかった可能性が考えられます。クイズはやりっぱなしにしないで、必要に応じて補足で説明できるように、解説用の資料も準備しました。

研修の途中で参加者の理解度を確認することで、参加者全員が
目標に到達できるように支援します

研修設計のモデルを応用する

杉山さんは、90/20/8の法則を応用して研修を組み立てました。

大まかな枠組みが決まったので、続いて、ガニエの9教授事象、
ロケットモデルなどを参考にして具体的な活動を検討していき
ます

	トピック	時間（分）
導入	オリエンテーション	8
展開	ユニット1	
	●問い：リーダーシップのイメージ	2
	●eラーニング：リーダーシップに必要なスキル	8
	●ワーク：なぜリーダーにはスキルが必要？	8
	●ふり返り	2
	ユニット2	
	●問い	2
	●eラーニング：リーダーシップの実践例	8
	●個人ワーク：リーダーシップを発揮できた場面を三要素に当てはめる（目標共有、率先垂範、同僚支援）	8
	●相互発表	8
	●ふり返り	2
	全体共有	8
	フィードバック	8
まとめ	研修評価、まとめ	6

Column

対多人数のオンライン研修を双方向性にする3つのポイント

　最近はオンライン研修のニーズが高まり、研修の形態を対面からオンラインにシフトするというケースが多いのではないでしょうか。その際、グループワークや双方向コミュニケーションをどのように実現するのか悩むこともあるでしょう。

　ここでは対多人数かつオンラインという形式で実施した看護師向けの「教える技術」研修を下敷きに、経験から生まれたオンライン研修を双方向性にする3つのポイントについてご紹介します。

≫ 1. 研修会場にカメラを設置する

　研修では参加者の反応をリアルタイムに見ながら進める必要があります。そのため、対多人数のオンライン研修では会場にカメラを設置し、映像を見ながらレクチャーやワークを進めることをお勧めします。そうすることで会場全体に目が行き届

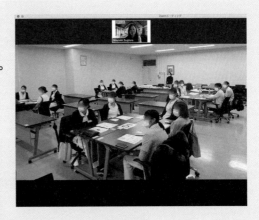

くため、とくにワークの進行状況を把握するために役に立ちます。カメラは複数設置することが可能であれば、会場の状況をより把握しやすくなるでしょう。

≫ 2. チャットを活用しリアルタイムに参加者の様子を把握する

　研修中は会場の担当者とチャットで連絡を取り合いながら進めることをお勧めします。「声が届いているか」「画面が共有されているか」といったハード面に加えて、「研修を進めるスピードは適切か」「グループワー

Column

クは時間どおり進んでいるか」など随時連絡をとります。会場の雰囲気を
リアルタイムで把握することにより、臨機応変な対応が可能となります。

1) 画像を使って即時フィードバック

　ワークを実施した際には、やりっぱなしにせず、フィードバックをす
ることが重要です。たとえば、ワークの成果物を会場担当者に撮影して
もらい、その場で転送してもらうという方法があります。転送された画
像を講師がスクリーンで共有しながらコメントすることにより、リアル
タイムにフィードバックを与えることができます。

2) 質問は付箋で受け付ける

　オンラインの場合「質問はありますか?」と尋ねたとしても、目の前に
講師がいないため、対面のときよりも質問しにくいことが想定されます。
そこで、質問は付箋に書いて会場担当に渡すよう事前にアナウンスしま
す。また、質問内容はチャットや画像で送ってもらうことにより、随時回
答がしやすくなります。会場でわざわざ質疑応答用のマイクを準備する
必要もなくなり、同じような質問はまとめて回答できるので効率的です。

3. 実施計画を会場担当と共有する

　対多人数のオンライン研修で、グループワークや双方向のコミュニケーションを実現したい場合は、対面のときよりも具体的に計画を立てて会場担当者と共有することをお勧めします。会場担当者にやってほしいことを事前に、かつ具体的に伝えることにより、オンラインでもスムーズにワークを実施したり双方向のやりとりを実現することができます。私はオンラインに限らず研修の実施計画を作成していますが、今回はとくに役立ちました。

教える技術研修：開催要項

20XX 年 Y 月 Y 日
○○病院　看護部教育委員会
担当：杉山・浦田

開催日時：Y 月 YY 日（金）13：00〜16：00
会場：研修ルーム A
受講者：24 名（6 グループ）
必要物品（会場）：プロジェクター、マイク、PC 用カメラ、ホワイトボード（1）、付箋、模造紙、マーカーペン、
　　　　　　　　　ワークシート、可能であれば会場用カメラ（タブレットでも可）
アンケート（研修前・研修後）　※スマホでアンケート入力ができない方に配布
準備物品（講師）：パソコン、Web カメラ、マイク付きイヤホン、スライド資料

テーマ	展開	内容	時間（分）	備考
導入	オリエンテーション	研修の目的・目標 アイスブレイク	10	付箋（1人1枚）、マーカー ※付箋をホワイトボードに貼り 　撮影し、画像を転送
運動スキル	講義	運動スキルの教え方	8	模造紙　半分 （グループ1枚） ※発表前に模造紙を撮影し、画像転送
	グループワーク1	シェイピングゲーム	15	
	講義	ファシリテーション	8	
	グループワーク2	採血の技術を教える	15	
	発表・振り返り	採血の技術を教える	10	
態度スキル	講義	態度スキルの教え方	8	ワークシート（ペア1枚配布） ※相互共有のとき、発表者のワークシートを実物投影機で全体にシェアする
	ペアワーク7	質問で相手の気持ちを動かす	5	
	相互共有	質問で相手の気持ちを動かす	5	
	講義	コーチングスキル	5	
	ペアワーク8	相手を決心させる	5	
	相互共有	相手を決心させる	5	
まとめ	講義	教えることとコミュニケーション	5	スライドの最後のページの QR コードをスマホで読み取り回答
	ふり返り	評価票・アンケート記載	10	
	質疑応答	質問カードに回答 ふり返りアンケートの質問に回答	10	質問カードは事前に画像転送

看護部全体で取り組む

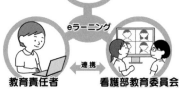

　研修をやりっぱなしにしないで参加者の知識やスキルを確実に定着させるためには、**看護部教育委員会**と**部署の教育責任者**との連携が重要です。具体的には、研修では基本的な知識とスキルを修得させ、研修後、部署で練習する機会をつくったり、実践させたりする体制を整備します。

　たとえば、定例の主任会議で教育委員会から研修報告を行い、部署の教育について検討したり共有したりするという方法もあります。各施設の規模や特色に合わせて、管理方法を検討されるとよいでしょう。

　さらにeラーニングを活用した研修の場合、受講させっぱなしにすると参加者は受け身になってしまう可能性があります。eラーニングの機能をうまく活用して、個々の学習状況を把握するとともに、必ずフィードバックを与えるようにします。

　最適な研修を提供するためには，教育委員会と部署による双方向の連携が重要です。そして、**参加者が研修と部署での実践をシームレスに感じられるかどうかにも考慮する必要があります。**連携する体制が整備されているか、この機会に点検されるとよいでしょう（図15）。

看護部教育委員会	部署の教育責任者
• 年間の研修スケジュールを計画・提示 • 研修前：研修の目的・目標、事前課題（eラーニングなど）を周知 • 研修後：事後課題確認・フィードバック、開催報告、部署での実践内容周知	• 年間教育計画に研修スケジュールを組み込む • 研修前：事前課題（eラーニングなど）の実施状況を確認 • 研修後：参加者からの受講報告、事後課題確認・フィードバック、トレーニング、実地指導

図15 ● 看護部教育委員会と部署の教育責任者の連携例

教育研修を
企画・開催してみよう

　研修の実施では、参加者が講義内容や演習で取り組んだことを「理解する」だけでは不十分です。学んだことを現場で活用して成果を出すことをゴールとして設定します（教えるゴールと評価方法はp20参照）。たとえば、以下のポイントをおさえて企画・開催するようにします。

- 現場でありがちな事例を用いてイメージ化を図る
- 演習をとおして理解したことを自分の言葉にして落とし込む
- 自分なりに取り組む課題を設定し実際に現場で活用する
- 実際の場面を想定した演習を行い「できる」という自信をつける
- 現場で活用したことをふり返り成果を確認する

　これらは、一方向的な講義を行うだけで得ることはできません。対面でもオンラインでも「理解する」だけでなく、最終的には現場で「活用して成果を確認する」ところまで設計するようにします。

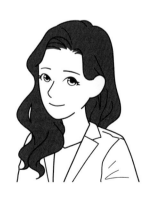

リアルタイム型研修の設計例

フィジカルアセスメント（急変対応編）

対象：1年目看護師
参加者：12名
形態：オンライン型
研修時間：約90分

展開	トピック	実施内容	時間(分)
導入	①急変の兆候に気づかない場面 ②急変した患者の動画を提示	動画を視聴しながら、気づいた点についてメモを取るように促す	4
	個人ワーク：あなたが考える急変とは？	ワークシートに記載する	2
	研修の目的・目標提示	同時に自己の目標を設定してもらう	4
	前回の研修（フィジカルアセスメント基礎）のふり返り	関連するトピックを強調して伝える	5
展開	講義：急変の兆候のアセスメント	配布資料のリンクをチャットへ貼り付ける	8
	グループワーク：事例検討	急変の兆候について検討する	8
	講義：報告の仕方（SBAR）	事例に基づいて報告例を紹介する	8
	グループワーク：SBAR を使って報告する	グループで報告の練習をする	10
	フィードバック	グループごとにコメントを与える	4
まとめ	確認テスト	投票機能を使う 不正解があった場合、補足説明を行う	8
	個人ワーク：あなたが考える急変とは？　研修の内容はどのような場面で活かせそう？	ワークシートに記載する	5
	アンケート・リフレクション	研修評価とともに研修での気づき、自己評価、今後の学習計画を記載する	8
	フィードバック	実践場面で活かせるように促す	8
	クロージング	部署で実践すること、事後課題を周知する	5

● **研修後課題1**

〈研修生〉次の勤務時にSBARを使ってリーダーへ報告する

〈指導者〉報告でわかりやすかった点についてフィードバックを与える
　　　　　わかりにくかった場合は報告例を示す

● **研修後課題2**

〈研修生〉部署で実際に起きた急変事例（1事例）について、カルテの記
　　　　　録を参照してワークシートにまとめる

〈指導者〉研修生のワークシートとカルテを照らし合わせながら、どの段
　　　　　階で急変の兆候がみられる可能性があるのか一緒に検討する

● **研修後課題提出**：所定のワークシートに記載し、X月Y日までに看
護部教育委員会宛に提出する

◇　◆　◇　◆　◇　◆　◇　◆　◇　◆　◇　◆　◇　◆　◇　◆　◇　◆

　　この研修は、ガニエの9教授事象の9つのステップで設計されています。
導入で急変事例の動画を視聴することにより、これから学ぶことのイメ
ージ化を図るとともに、研修に対する動機づけを高める工夫をしていま
す。また、90/20/8を意識して、講義が長くならないように留意してい
ます。さらに、研修で学んだことは現場で活かせなければ意味がありま
せん。まとめでは実践で活かせるように促すとともに、事後課題を設け
て、知識を自分のものとして落とし込むための活動を取り入れています。
　　また、最初に提示した動画を最後に視聴し、研修前と研修後で視点に
変化がみられたか確認するという方法もあります。そこで気づきが増え
たようであれば、参加者の自信にもつながり、「ワークに取り組んでた
めになった」「研修に参加してよかった」といった満足感も得られるでし
ょう。

◆ ブレンド型（反転研修）に設計しなおす

p144の研修例は、導入～講義までオンデマンド型にして、ブレンド型へ設計しなおすこともできます。

研修形態を転換する方法

- 急変動画①②をGoogleドライブに挿入して視聴してもらいます
- 講義動画は、既存のeラーニングを視聴してもらいます
- ワークシートは事前に電子的に配布します
- 研修の進め方と事前課題の詳細を示した「お知らせ」を配布します

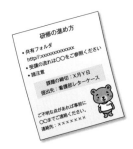

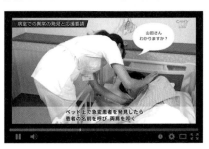

施設でeラーニングを導入していない場合は、スライド資料とともに解説ビデオや音声を補助教材として配布するという方法があります。

また、ビデオや音声教材の作成はハードルが高いと感じる方は、テキストベースでシナリオを用意します。このとき、場面がイメージしやすいように、挿絵や画像を取り入れることをお勧めします。

教育担当者研修（教育計画編）

対象：次年度部署の教育担当者の役割を担うもの

参加者：32名

形態：リアルタイム型

研修時間：約90分

展開	トピック	実施内容	時間(分)
導入	個人ワーク：部署の新人指導で困っている場面と解決したいこと	ワークシートに記載する	4
	グループワーク：情報共有	部署の新人で困っていること、解決したいことを共有する	6
	研修の目的・目標提示	同時に自己の目標を設定してもらう	4
	事前アンケート（Google フォーム）	教育担当者の評価項目を5段階で評価する	4
	関連研修（プリセプター研修、実習指導者研修）のふり返り	関連するトピックを強調して伝える	8
展開	教育担当者の役割 教える技術とは？	配布資料のリンクをチャットへ貼り付ける	8
	個人ワーク：部署でどんな看護師を育てたい？	SWOT 分析	8
	グループワーク：情報交換	SWOT 分析を共有	8
	個人ワーク	教育計画チェックリスト	5
	講義：教育計画の立案と改善	教育計画の立案と改善のポイント	8
	グループワーク：教育計画の共有と検討	新人教育計画と研修計画のつながりを検討する 部署間の連携の検討	8
	フィードバック	グループごとにコメントを与える	4
まとめ	事後アンケート（Google フォーム）	教育担当者の評価項目を5段階で評価する 自己評価で得点が低い項目について、補足説明を行う	10
	個人ワーク：あなたが考える教育担当者とは？　研修の内容はどのような場面で活かせそう？	ワークシートに記載する	5
	リフレクション	研修での気づき、自己評価、今後の学習計画を記載する	5
	フィードバック	実践場面で活かせるように促す	8
	クロージング	部署で実践すること、事後課題を周知する	5

第3章　教育・研修の設計方法

教育研修を企画・開催してみよう ● 147

● 研修後課題1

〈研修生〉部署の新人教育計画を改善する

〈指導者〉改善された教育計画を確認して、よい点・工夫が必要な点について フィードバックを与える

● 研修後課題2

〈研修生〉改善した新人教育計画を部署で共有して意見をもらう
　　　　　教育計画の改善点とその理由について所定のワークシートに記載する

〈指導者〉記載されたワークシートを確認して、よい点・工夫が必要な点についてフィードバックを与える

● 研修後課題提出：①所定のワークシート、②新人教育計画（改善前・改善後）を印刷してX月Y日までに看護部教育委員会宛に提出する

◇ ◆ ◆ ◇ ◆ ◆ ◆ ◇ ◆ ◆ ◇ ◆ ◆ ◇ ◆ ◇ ◆

　この研修では、導入で「部署の新人指導で困っていること・解決したいこと」を共有することによって、研修に対する動機づけを高める工夫をしています。また、関連研修（プリセプター研修、実習指導者研修）についてふり返り、ポイントを示してから本題に入ることにより、教育担当者と他の役割との差別化をイメージさせているという特徴があります。さらに、教育計画の立案・改善の検討に入る前に、部署分析を行ったり教育計画で継続すべき点・改善すべき点を明確にしたりするなど、自分なりに考えたことを教育計画に落とし込む流れになっています。

　事後課題では、改善した教育計画を部署で共有して意見をもらうなど、実際の現場で活用したり研修の成果を確認できたりするように組み立てられています。改善した教育計画をさっそく部署で適用することによって、「部署に貢献できている」と感じることができ、参加者の自信や満足感にもつながるでしょう。

◆オンデマンド型に設計しなおす

　従来の対面研修をオンデマンド型に転換するには工夫が必要です。対面と同じことをそのまま実現しようとしないことも重要なポイントになります。

　たとえば、個人ワーク「部署の新人指導で困っている場面と解決したいこと」「SWOT分析」などは、Googleドライブのドキュメントに記載することによって、研修生同士で情報を共有することができます。また、Googleドキュメントなどにはコメント機能がついています。研修講師がコメントやフィードバックを与えたり、参加者同士でコメントをつけたりすることも可能です。

```
研修の進め方

• 共有フォルダ
  http//:xxxxxxxxxxxx
• 受講の流れは〇〇をご参照ください
• 諸注意

  課題の締切：X月Y日
  提出先：看護部レターケース
```

```
ご不明な点があれば事前に
〇〇までご連絡ください。
連絡先：×××××××
```

　また、研修をオンデマンドで実施するときには、研修の進め方や実施期間をより詳細に説明するとともに、必ず問い合わせ先を提示します。加えて、部署の教育担当者へ、参加者に対して支援してほしいことを文書にまとめて提示するなど、教育担当者の役割を具体的に示すことも重要です。

▌研修形態を転換する方法

• 講義資料に加えて、個人ワークシート、グループワークシート、関連研修の資料（プリセプター研修、実地指導者研修）をGoogleドライブに保存します
• 研修の進め方と事前課題の詳細を示した「お知らせ」を配布します
• Googleドライブにフォルダを作成して、参加者にリンクを共有します
• 関連するeラーニングのトピックを提示して視聴してもらいます

オンデマンド型研修の企画や運用はもちろんのこと、Google ドライブなどのツールの使い方に慣れていないという方も少なくありません。講師も参加者も無理のないように企画することを心がけるとよいでしょう。

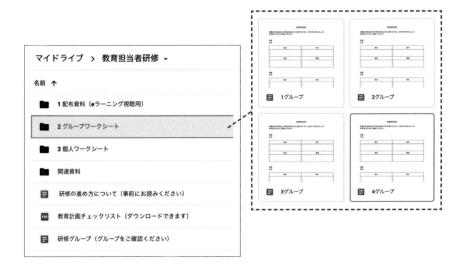

Q1 ブレンド型研修の特徴で誤っているものはどれでしょう？

① 目的に合わせて研修の形態を選択するため、教育効果が高くなる

② 研修で集まったときには、ワークを中心とした活動を行う

③ 実技演習やロールプレイを行う研修には不向きである

Q2 対面研修をオンラインに転換するポイントとして正しいものは？

① 知識の習得が中心の場合は、リアルタイム型研修を選択する

② 対面研修でやっていたことをオンラインで完全に再現する

③ グループワークの過程を記録するために、ツールを併用する

Q3 eラーニングの特徴で誤っているものは？

① 復習には使えないが予習に活用できる

② 基本的な知識を自分のペースで学習できる

③ コンテンツを繰り返し視聴することができる

▶解答はp236にあります。

ファシリテーション

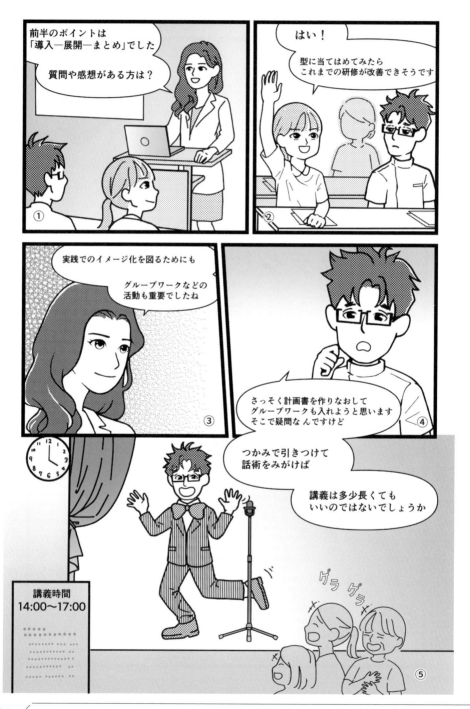

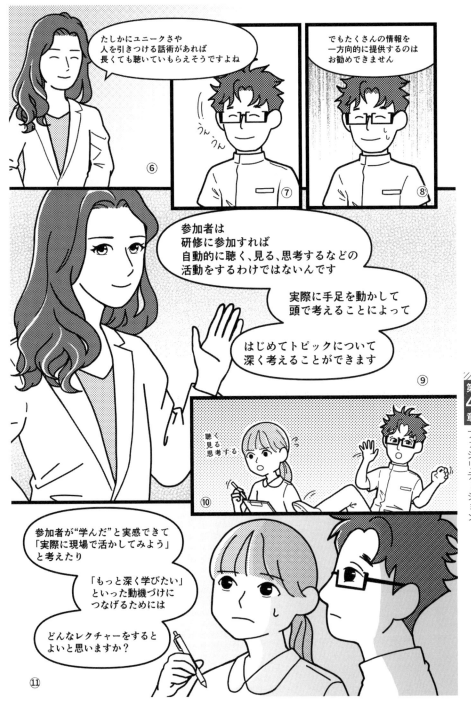

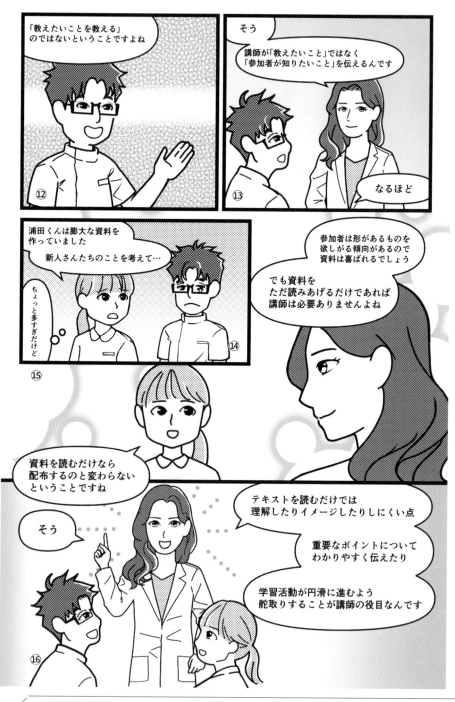

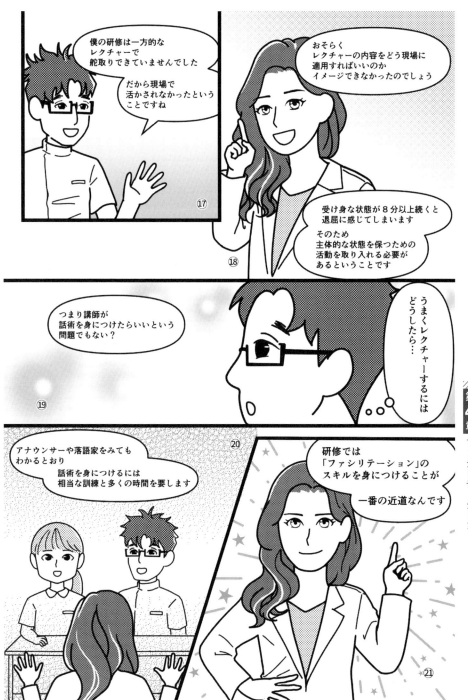

熱意があればうまく伝わる？

　浦田くんは、研修の準備に手間と時間をかけていて、強い意気込みを感じます。しかし熱意があるからといって、うまく教えることができるかといったら、必ずしもそうではありません。あっさりしていても、教え方が上手な人はいるのではないでしょうか。

　あまりよくないのは、教えることを熱意で補おうとするパターンです。「ガンバレ！」「あなたならできる、自分を信じて！」と言う人がいます。しかし研修の参加者は、誰だって頑張ろうと思って参加していますし、一生懸命やっているわけですから、「これ以上、何を頑張ればいいの？」と空回りしてしまいます。教えることを熱意でカバーしようとしても、参加者を混乱させてしまうだけです。

　研修には具体的な目標（ゴール）があり、参加者が学んだことを実際に現場で活かせるようになることが目的です。講師がすべきことは、「どう頑張れば学んだことを実践できるようになるのか」を具体的に示して、参加者が目標に到達できるように手助けすることです。そして参加者は、実際に学んだことを実践できるようになったとき、「この人に教えてもらったらうまくいった」と感じ、研修に満足するとともに、講師に信頼を寄せるでしょう。

　研修では講師と参加者が一期一会のことも多く、このような中で「頑張ればできる」といった教え方では、「なんか熱血講師だったな…」という印象だけで終わってしまう可能性があります。短い時間だからこそ、「この人に教えてもらえばうまくいく」という信頼関係の構築は重要であり、そのためにも、教え方のスキルが必要になるのです。

研修ファシリテーション

　研修で講師は、参加者をゴールに導くためのプロセスを設計し、活動を促進していく必要があります。具体的には、企画者として研修を設計し、研修中は講師として舵取りをする役割をします。こうして学びのプロセスを導いたり促したりする役割を担う人を**ファシリテーター**（facilitator）といいます。

　ファシリテーション（facilitation）は、「促進する」「容易にする」「円滑にする」「支援する」というのが元来の意味です。すなわち、参加者が活動しやすくなるように支援したり、活動が円滑に進むように舵取りをしたりすることです。問題解決やアイデア創造、教育など、あらゆる活動を支援し、促進していく働きを意味します。

　私は、大学院で教育工学について勉強していたとき、同時にファシリテーションに関する本（堀公俊、加留部貴行『教育研修ファシリテーター』日本経済新聞出版社）などを読んだり、日本ファシリテーション協会が主催するワークショップに参加したりしました。そのとき学んだことは、研修は**単に人を集めて知識やスキルを教えるのではない**ということです。そして講師は、参加者の主体的な学びを支援・促進して、参加者同士の相互作用を促すなど、**ファシリテーションをスキルとして身につける**ことが求められていました。

　こうしたスキルは、研修の場だけではなく実地指導など1対1の場面でも活用することができます。この章ではファシリテーションの基礎知識から実践例まで具体的に紹介していきます。

研修講師はどんな役割をする人？

　研修で講師は、単に教えたいことを教えるのではないということを説明してきました。では、講師は具体的にどのようなことをすればいいのでしょうか。講師は基本的に以下の3つの役割をします。

- 研修の設計
- ティーチング
- ファシリテーション

研修の設計

　研修では、当日の運営もさることながら、周到な準備が欠かせません。研修設計の一連のプロセスは、これまでお伝えしたとおり、ゴール設定、時間配分、参加者の動機づけ、OJTとの連動などさまざまです。

ティーチング

　研修では、参加者に新しい知識やスキルを習得してもらいます。そのとき、情報を提供したり知識を伝達したり、手本をみせたりして知識やスキルの習得を支援する役割を担います。

ファシリテーション

　参加者の主体性を引き出し、目的の達成に向けて導く役割をします。参加者に問いかけて考えを引き出したり学びや気づきを深める手助けをしたり、実践場面での活用に向けて具体的なイメージ化を支援したりします。

研修を展開する基本のモデル

　参加者の学びを支援・促進するためには、第2章で紹介した研修設計のための理論を組み合わせて応用します。研修の「導入・展開・まとめ」の枠組みのうち、**図1**が「展開」の部分の基本モデルです。

　一般的に展開は、L：レクチャー（講義）、W：ワーク（協同学習）、R：リフレクション（省察）の3つで構成されています。加えて、看護師の研修では、研修で学んだことが実際に現場で適用できるかが重要となります。そのため、ユーティライズ（ユーズと覚えても大丈夫です）を加えて、LWR＋Uを基本的な構造とします。**円の中は参加者の主な活動**を表しています。

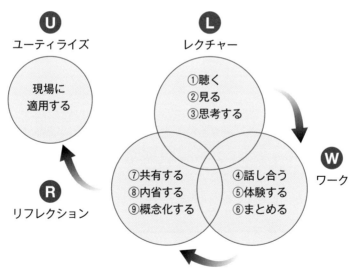

図1 ● 研修の基本モデル

基本モデルと学習方法

L：レクチャー

　参加者が知識を習得する必要があるときには、レクチャーをします。レクチャーといっても、単に講師が講義をするだけではありません。参加者は新しいことを聴いたり見たり、そのことについて深く考えることにより、初めて自分のものとして知識を獲得することができます。レクチャーで参加者は、主に①**聴く**、②**見る**、③**思考する**といった学習活動をします。

W：ワーク

　トピックについてある程度知識を習得したら、次はワークを行います。ワークは個人作業のみではなく協同して学習を行うとよいでしょう。グループまたは全体で学習することによって相互作用が起こり、新たな学びを引き出すことができます。ワークで参加者は、主に④**話し合う**、⑤**体験する**、⑥**まとめる**といった学習活動をします。

R：リフレクション

　ワークで新たな学びを得たら、リフレクションを行います。リフレクションは単に研修のふり返りを行うにとどまりません。参加者全員でトピックに対する考えや思いを共有しながら、自分なりの教訓を導き出したり、これから学んでいくべきことを見出したりします。リフレクションでは、⑦**共有する**、⑧**内省する**、⑨**概念化**するといった学習活動をします。

U：ユーティライズ

　最後に、研修で新たに学んだことを現場で適用できるように促します。研修後のフォローアップも視野に入れて設計すると、より効果的に知識やスキルが定着します。

なぜわざわざ集まるのか？

　展開の基本モデルは、あくまでも基本です。先にも述べたとおり、これまで紹介してきたさまざまな理論と基本モデルを組み合わせることにより、参加者にとって学びやすく有益な研修を実現することができます。

　このモデルで着目してほしいのは、**参加者の「学習活動」**です。参加者は、研修に参加すれば、自動的に①聴く、②見る、③思考するなどの活動をするわけではありません。講師は、あるときは参加者に必要な知識を与え、あるときはワークの舵取りをします。さらに、参加者の状況に合わせて、臨機応変に対応することも想定しなければなりません。

　人は、実際に手足を動かしたり、頭で考えたりしなければ、学んだと感じることができないものです。そのため、設計の段階で学習活動をどう組み込むのか検討する必要があります。このように、研修講師にはさまざまなスキルが求められるので、なかなか一筋縄ではいかないわけですね。

　では、こんなに大変な思いまでして、なぜわざわざ人を集めて研修をするのでしょうか。その理由は、大きく2つあります。

　1つは、**深い気づきを得るため**です。三人寄れば文殊の知恵ということわざがあるとおり、複数の人が集まって話し合いをすればよい知恵が浮かぶものです。参加者との協同学習によって、1人ではできない経験をするからこそ、深い気づきが得られるのです。

　もう1つは、**仲間を得るため**です。研修では、ラダー別や役割別で集まり、対話をすることが多いでしょう。そのようなとき、初めて顔を合わせた相手が、同じような境遇だったり似た悩みをもっていたりしたら「私だけじゃない」「つながっている」と感じるのではないでしょうか。

対話をする相手がいてこそ、自分という存在や役割が明確になります。そして、日頃の悩みから開放されるきっかけになったり、はからずもモチベーションが上がって元気になったりすることもあります。

　研修は、知識やスキルを得ることだけが目的ではありません。職場やときに領域を越えてつながりを作り、個人と組織を活性化するための貴重な機会です。こうして相互作用を生み出すためには、いかに参加者同士の関係を紡ぎ出していくかがカギとなります。それが研修であり、その場を作るのが研修講師の役目なのです。

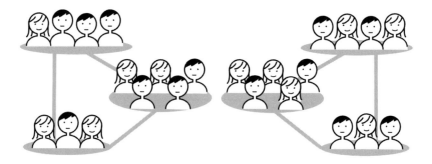

研修のコンセプトを明確にする（5W1H）

　研修では、つい「やり方」ばかりに目が行き、研修の「あり方」そのものを無視してしまいがちになります。研修を設計するときにも、改善するときにも、研修の位置づけを明確にしておくことは必要不可欠です。そもそも、なぜこの研修をやるのか？　誰のための研修なのか？　それを検討するためには、5W1Hを使うと便利です。

Why：なぜ研修をするのか？

　もっとも大切なのはなぜ研修をするのか「問い」を立てるところです。研修のねらいと目的は、研修のあり方とともに、適切な手法を考える際の基準になります。これまでの経緯も重要ではありますが、現在（いま）の状況に合わせて、十分に検討します。

　状況には、主に組織の課題、社会的背景があるでしょう。いま、どんな課題があり、その原因は何なのか、教育委員会のメンバーや部署の仲間と対話を重ね、研修を行う意義について明確にします。この部分が曖昧だと、プログラムにブレが生じたり、参加者には"やらされ感"が蔓延したりする可能性があります。長年継続している研修こそ、いま「Why？」と問いただしてみてはいかがでしょうか。

Who：誰に対して研修をするのか？

　対象者は、可能な限り絞り込むほうが望ましいです。看護師向けの研修では、一般的にラダーごとや役割別で対象者を設定しているのではないでしょうか。

　対象者の幅が広い場合は、多くの人を集めて研修を行うことができます。しかし、前提となる知識やスキル、経験年数など個人差が大きくなるため、一般論が中心になりがちになります。一方、対象者を絞った場合、より具体的で限定的な学習内容を取り入れやすくなりますが、同時

に参加できる人数が少なくなってしまいます。対象者を設定する際には、対象者のニーズとコスト面とのバランスを考慮する必要があるでしょう。

What：研修で何を目指すのか？

　研修のねらいと目的、そして対象者が決まったら、ゴールについて考えます。ゴールを明確にしておかないと、講師も参加者も何を目指せばよいのかわかりません。参加者がどこにたどり着けばいいのか、何ができるようになればいいのか、具体的に行動レベルで考えます。ゴールでは、参加者が「×××××ができるようになる」など定量的に測れるように表現します（**教える目標（ゴール）**はp20参照）。

When：いつ研修をするのか？

　研修を実施する日程と研修に要する時間を決めます。ここで重要なのは、集合研修と現場での実践が結びついているかどうかです。たとえば「看護倫理研修」を受講したあとは、「部署の倫理カンファレンスで受け持ち患者のことについて発言する」という目標を設定します。このような仕組みをつくることで、研修で学んだ内容と現場での実践が結びつき、必要な知識やスキルを効果的に習得することができます。

Where：どこで研修をするのか？

　研修会場は、研修センターや会議室など、人数や活動に応じて確保します。場所が変われば研修の雰囲気も変わり、盛り上がり方にも変化が現れます。研修のねらいやゴールを実現するのに最適な場はどこなのか、十分に検討する必要があるでしょう。

How：どんな研修をするのか？

　最後に、ゴールに到達するためにはどのような方法が適しているのか考えます。グループワークがメインなのか、レクチャー、リフレクションをどう組み合わせるのかなど、コンセプトの段階で大まかな方針を決めておきます。詳細なプログラムは講師が考案します。主催者と講師が

異なる際には、人数、場所、時間など、あらかじめすり合わせておくとよいでしょう。

　ある地域では、中小規模の施設が連携して、教育研修を行っています。複数の施設が連携して看護師の教育をすることは、参加者同士のつながりをつくるという効果も期待できます。5W1Hを検討する際には、こうした「施設を超えたネットワーク」についても考慮してはいかがでしょうか。

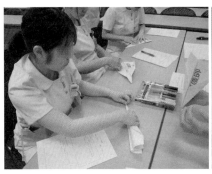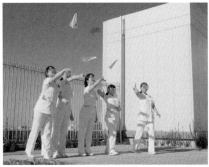

写真●リフレッシュ研修
新人看護師を対象とした「リフレッシュ研修」を3月に開催したときの様子です。研修会場では「2年目の私」について描いた紙飛行機を作成しました。そして、屋上庭園へ移動して、みんなで紙飛行機を飛ばしました。思いの外、遠くへは飛びませんでしたが、このときの光景はいまでも鮮明に思い出されます。

第4章　ファシリテーション

研修のコンセプトをつくってみよう！

　いま、企画してみたい研修のトピックはありますか？　また改善した
い研修はあるでしょうか？　新たな研修、もしくは改善したい研修のコ
ンセプトを5W1Hで検討してみましょう。

研修テーマ：

Why：ねらい・目的	Who：対象

▼　　　　　　　　　　　　　　　　　　　▼

What：ゴール

▼　　　　　　　　▼　　　　　　　　▼

When：時期	Where：場所	How：方法

※ダウンロードできます（p239参照）

基本モデル：レクチャー
五感に訴えかける

　みなさんは、患者さんのケアをするうえでは、五感をフルに活用しているのではないでしょうか。たとえば、患者さんの顔色（視覚）や声のトーン（聴覚）から日々の変化を観察したり、熱感や発汗はないか皮膚に触れたり（触覚）するでしょう。さらに、創部のにおい（嗅覚）から異常を察知したり、できる限り患者さんの好みに合った食事を提供（味覚）したりするのではないでしょうか。

　さらに、日常生活ではどうでしょう？　私が幼い頃に住んでいた地域では、9月末になると、キンモクセイの香りがしました。この香りが漂うと同時に、赤や黄色に色づきはじめた葉がサワサワと音を立てはじめると「秋がきたな」と感じました。いまでもその頃の情景が鮮明に蘇ってきます。

　このように、香りや音、情景が組み合わさり、五感を刺激された経験は、より鮮明に思い出されます。実は研修も同様なのです。五感に訴えかける伝え方をしたほうが、より強い印象を残すことができるのです。

　講師によるレクチャーのとき、参加者はとくに「視覚」と「聴覚」をフルに活用します。そのため「伝え方」「見せ方」を意識して準備するとよいでしょう。加えて「思考する」活動を取り入れることにより、トピックに対する理解が深まります。これは、基本モデルの学習方法 ①聴く、②見る、③思考するに相応します。

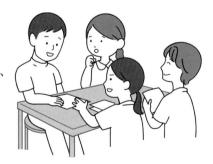

学習方法：① 聴く

ポイントと事例を伝える

　　レクチャーでは、単に資料の内容を伝えるだけでは不十分です。資料の中でもどこが重要なのか、メリハリをつけて伝える必要があります。「ここでのポイントは…」「重要なのは…」「覚えておくべきことは…」と強調してポイントがわかるようにします。

　　加えて、例示をするとよいでしょう。繰り返しになりますが、研修で参加者は学んだことを実践で活かせなければ意味がありません。単に知識を伝えるだけでは，実際に現場でどう活用するのかイメージすることができないからです。講師の経験に基づいた事例や典型的なケースを伝えて、実践への足がかりをつくるようにします。

ロジカルに伝える

　　論理的に筋道を立てて説明したいときには、ロジカルに伝えます。
- **結論**：「覚えておくべきポイントは○○○○○です」
- **背景**：「なぜこれが重要かというと○○○○○だからです」
- **事例**：「たとえば、○○○○○といったケースがあります」

　　ポイントが多岐にわたる場合は、ナンバリングを使うと、相手は理解しやすくなります。
　　　「ポイントは3つあります。1つ目は○○○○○、2つ目は○○○○○～、3つ目は○○○○○です」

　　ロジカルな伝え方をすることにより、参加者は資料にマーカーを引いたりメモを取り始めたりするなど、主体的にレクチャーを聴くようになります。

ストーリーを伝える

　研修のトピックについてインパクトのある事例がある場合は、ストーリーを示します。参加者は、そのトピックについて深く知らないことが多いでしょう。講師が自身の看護体験やそのときの感情を伝えることによって、参加者の気持ちをグッと引き込むことができます。

　　「私がまだ新人看護師だったときのことです。ある患者さんが○○
　　○○○と言ったのです。なぜ私がこの話をしているかというと…」

　こうしたストーリーを伝えることによって、中には感情移入する参加者がいるでしょう。一方で、捉え方や感じ方には個人差があることにも留意が必要です。相手の反応をみながらストーリーを伝えるように心がけるようにします。

会話例を示す

　イメージ化を図るために、会話例を示すという方法もあります。たとえば、私が「教える技術」の研修でコーチングについてレクチャーをする際には、指導者と新人看護師の会話例を示しています。

　　指導者：レポートはいくつたまっているの？
　　新人看護師：3つです。毎日仕事で疲れてしまい、帰宅するとつい
　　　寝てしまって…
　　指導者：慣れない業務で疲れてしまうよね。レポートのテーマは？
　　新人看護師：1つは…

　単に「コーチングの流れはこのとおりです」と示すのみよりも、コーチングのモデルを使った場合の会話例をあわせて示すほうが、実践するイメージがしやすくなります。

ときどき問いかける

　問いかけは、質問とは異なります。問題提起をして、参加者を引き込むためのものです。たとえば以下のようなものです。

第4章 ファシリテーション

「みなさん、○○○○○について聞いたことはありますか？」
「○○○○○について、どんなイメージをもっていますか？」
「○○○○○について困った経験があるのではないでしょうか？」
「なぜ、○○○○○が重要なのでしょうか？」

　問題提起をしたら、少し間を置き、個々で考えてもらいます。一呼吸5秒程度間をおいてもいいですし、1分程度与えてメモをしてもらってもいいでしょう。ときどき問いかけを入れることによって、レクチャーにもメリハリが出て、主体性を引き出すことにつながります。

失敗体験を語る

　レクチャーでは、どうしても「こうすればうまくいく」といった法則や、成功体験について話しがちになります。もちろん、うまくいくように教えるわけですから必要なのですが、研修を受けたときのことを思い返してみると、案外印象に残っているのは、講師の「失敗体験」だったりしませんか？

　これまで私もいろんな失敗体験を伝えてきました。すると「あるある」と共感されたり、「先生でもそんなことがあったんだ」と親近感を抱いてもらえたりします。新しいことをはじめるときには、失敗がつきものです。「この場面ではこんな失敗をしやすい」ということを体験に基づき伝えることによって、失敗しないために留意する点や押さえておくべきポイントがよりイメージしやすくなります。いま講師のみなさんも、人前でレクチャーをするようになるまでの道のりは長かったのではないでしょうか。大きな失敗や自虐ネタを披露する必要はありませんが、参加者に等身大の自分を知ってもらうことにより、親しみを感じてもらうことができるでしょう。

学習方法：② 見る

　研修では、ほとんどの方がスライド資料を用いているのではないでしょうか。スライドの作成には時間と労力を要するにもかかわらず、中には、うまく活用できていないケースがしばしば見受けられます。

　たとえば、文章をそのままスライドに貼り付けているためフォントが小さかったり、アニメーションなど演出に凝って作り込んでいるため、見ているだけで疲れてしまうようなものもあります。

　一方、参加者は、手元の資料にばかり目が行き顔を上げない、暗い背景のスライドに暗い室内でいつの間にか眠ってしまう、膨大な資料をもらってわかったような気になっているが実際には理解していない、などがうまくいかなケースです。

　スライドは、スクリプトではありません。講師も参加者も、研修の「ガイド」として用います。スライドは参加者への配布資料として残りますが、あくまでも補助的なものと考えたほうがよいでしょう。もし、テキストベースの資料を配布する必要があるのであれば、それはハンドアウトとして別に用意して渡します。また、インターネット上に詳しい情報やPDFが掲載されているものもあるでしょう。そうした場合は、リンクを知らせて各自で読んでもらったりダウンロードしてもらったりするようにします。

　スライドは1ページに1テーマが原則です。テキストを主体にすると、ポイントがわかりづらくなるうえ、見づらくなってしまいます。スライドの見せ方によって、参加者の意欲も左右されますので、作成する際には読み手を十分に意識する必要があります。

読みやすいフォントを選ぶ

　フォントには、スライドに向いているものと、長い文章に向いているものがあります。フォントにはそれぞれ特徴があり、ゴシック体は、縦と横の太さがほぼ等しく、明朝体は縦のラインに対して横のラインが細く "とめ" や "はらい" があります。ゴシック体は視認性が高く、遠い距離でも文字を判別しやすいため、スライドでは主に「ゴシック体」を使用することが基本となります。

　Windows では游ゴシックかメイリオ、Mac では游ゴシックかヒラギノ角ゴシックがよいでしょう。また、英語を用いるときには、英語フォントを使用します。Segoe UI（Windows）や Helvetica Neue（Mac）がオススメです。フォントは種類によって読みやすさや印象が異なることに留意して、使い分けるとよいでしょう。

字数を少なくする

　スライドは、講師と参加者のガイドとして用います。スクリプトではありませんので、スライドの文字は、キーワードあるいはキーフレーズのみにします。人は文字を目にすると、それを自動的に読もうとしてしまいます。そのため、スライドに文字がたくさん書いてあると、参加者はスライドの文字を読むことに集中してしまい、講師の話が耳に入らなくなってしまうのです。もともと文章だったものはキーワードもしくは

 NG例

スライドの問題点

文章をそのままスライドに貼り付けているためフォントが小さかったり、アニメーションなど演出に凝って作り込んだりしているため、見ているだけで疲れてしまうようなものがあります。一方、参加者は、資料にばかり目が行き顔を上げない、暗い背景のスライドに暗い部屋でいつの間にか眠ってしまう、膨大な資料をもらってわかったような気になっているが実際にはうまく伝わっていないといったケースです。

 OK例

みやすいスライド

字数が少ない

文字が大きい

アニメーションが少ない

箇条書きに変換し、可能な限り字数を抑えることがポイントです。

色の組み合わせを少なくする

　はじめにメインの色を決めます。メインの色は、好きな色でもいいですし、自部署のイメージ、研究テーマから想起される色にするのもよいでしょう。次に強調部分の色を決めます。色を多用する人がいますが、これは逆効果です。見る側にとっては負担であり、煩雑な印象を与えてしまいます。色数は、メイン色＋強調色の2つに抑えるとよいでしょう。もう一色プラスしたいのであれば、図形にグレーを用いることをオススメします。

　色を組み合わせる際には、色覚バリアフリーとなるように留意が必要です。日本人の場合、男性の5％、女性の0.2％の割合で色弱者が含まれるとされています。40〜50人に1人程度です。どのように色が見えていても内容の理解に支障のない色を組み合わせるように留意します。

スライド全体の統一感をもたせる

　スライドは全体をとおして統一感をもたせることが重要です。タイトル、小見出し、本文、強調部分は、各スライドで同じフォント、同じ色にします。こうして、スライドごとに体裁が揃っていることにより、参加者はスライドが切り替わっても、瞬時に構造を把握することができます。スライドマスターの機能を使うと、マスターで編集したテーマや色

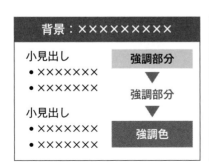

がスライド全体に反映されます。マスターを使わない場合は、スライド
を複製して上書きするという方法もあります。

ホワイトボードを活用する

　研修ではスライドを中心に使用することが多いかと思いますが、ホワ
イトボードを併用するという方法もあります。とくに参加者からの質問
や発言をメモするときに有用です。

　複数の参加者に発表してもらうと、どのような意見が出て、どのよう
な議論がされているのかわからなくなることがあります。こうしたとき、
参加者からの意見をリアルタイムに書くことによって、議論の全体像が
一目でわかるようになります。さらに、意見を構造化して研修の内容と
関連づけて解説することにより、参加者の思考を整理する手助けをする
ことができます。

　さらに、ホワイトボードは共通の記録として残すことができます。各
自でメモを取ること自体は悪くはないのですが、自分に関連がありそう
なことなど、自分にとって都合のよいことをメモに取りがちになります。
また、メモをとっている間は、それに集中して思考が止まったり、視線
が手元に落ちたりするので、議論への参加が滞りがちになります。代わ
りに講師やファシリテーターが記録を取ることによって、参加者は議論

写真●ホワイトボード

に集中することができます。

p176の写真は、指導者向けの研修を開催したときのホワイトボードです。ファシリテーターが発表内容を整理・分類しながら記録を取っていました。こうした画像は、研修の議事録としても活用することができます。

KP法：紙芝居プレゼンテーション

スライドやプロジェクターを使わずに、プレゼンテーションをする方法もあります。ここで紹介するKP法とは、川嶋直氏が考案したプレゼンテーションの方法です。準備として、A3〜A4サイズの用紙に、説明したい内容やキーワードを書きます。そして研修では、用紙をホワイトボードに貼りながら、話を進めていくという方法です。

KP法は、貼ったあとに並べ替えたりグループ化をしたりすることができるため、付箋と同じような使い方をすることができます。また、講義中にキーワードを追加することも可能で、参加者に意見を書いてもらい貼り出すという方法もあります。

スライドの場合、スクリーンに1枚しか提示できません。一方KP法では、ホワイトボード上に研修全体の構造を提示できるというメリットがあります。用紙とマジック、マグネット、そしてホワイトボードがあれば可能です。この方法は少人数のほうが向いているので、まずは部署の勉強会で試していただければと思います。

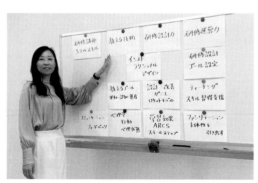

必要物品
- 用紙：A3〜A4サイズ
- マジック：3色程度
- マグネット（テープでも可）
- ホワイトボード

写真●KP法（KPを作る）

学習方法：③ 思考する

　　レクチャーは、一方向的に講義をするばかりが方法ではありません。参加者には伝えていることを理解しながら、また自分自身のこととして落とし込みながら聴いてもらいたいのではないでしょうか。レクチャーで参加者の思考を促進させたいときには、質問や問いかけを小刻みに入れるといいでしょう。90/20/8の法則では、「8分ごとに活動をさせる」でしたね。レクチャーでは少なくとも8分に1回を目安として思考する時間を作ります。

理解度を確かめる

　　一方向的に話を進めていると、参加者がレクチャーの内容について理解しているのか、不安になることがあるのではないでしょうか。レクチャーでは、ところどころで要点をまとめて話したり、理解度を確認するためのクイズを出したりして、参加者の状況をチェックするようにします。

　　「ここまでは○○○○○について話をしてきました」
　　「クイズはいかがでしたか？　正解は○○です」

おしゃべりをしてもらう

　　講義の内容について理解を深めるために、参加者が自身の頭で考えたり、参加者同士で対話をしたりする活動を取り入れます。考えたり対話をしたりすることによって、いまここで感じていることや疑問点などが浮かび上がってきます。

　　「この点について、隣の方とおしゃべりしてみましょう」
　　「いま、こんな意見がでました。感じたことを話してみましょう」
　　「おしゃべりしてみて、どうでしたか？　感想を聞かせてください」

アクティビティを取り入れる

　寝不足でもないのに、研修や勉強会でつい眠くなってしまうのはなぜなのでしょうか。このような眠気の起きる仕組みについて、筑波大学の研究員らが、マウスの実験で明らかにしています（2017）。実験では、マウスに好物のチョコレートやおもちゃなど、モチベーションが高くなるものを与えた結果、睡眠量が減少したそうです。

　この結果から、研修では「参加者のモチベーションを高めればいい」ということは想像できます。しかし、どんなにモチベーションが高い人でも、人間である以上、眠気を催すのは仕方のないことです。そのため、レクチャーの設計では、脳を活性化させるアクティビティを取り入れるようにします。

　脳を活性化する方法には、「身体を動かす」「脳を刺激する」「場所を変える」というパターンがあります。

● 身体を動かす

　受動的にレクチャーを聴いていたり座っている時間が長かったりすると、脳への刺激が弱くなってしまいます。脳の状態をよりよく保つためには、定期的に身体を動かすアクティビティを取り入れます。

　【例】立ち話をする、身体を動かすゲームをする、ストレッチする

● 脳を刺激する

　豆知識やクイズを取り入れて脳を刺激します。頭を使うことで、主体的な活動が促進されます。

　【例】豆知識を話す、○×クイズを出す、マインドマップを作る

● 場所を変える

　グループワークやロールプレイなどを行うとき、場所を変えることによって、リフレッシュすることができます。

　【例】別の部屋を使う、ロビーを使う、中庭に出る

Column

適度な緊張と緩和のバランスが大切

　研修ではゲームの要素を取り入れるのもよいでしょう。手軽に使える
アイテムとして、**トランプ**と**サイコロ**を紹介します。

》》 トランプ

　50人くらいまでの人数のときには、トランプが便利です。まず、参
加者にトランプを1枚ずつ配布します。トランプには1〜13枚の数字が
4種類、さらにジョーカーがありますが、どれが当たりでもはずれでも
ありません。講師は参加者に配布したトランプと同じもの持っているよ
うにします。

　研修では、参加者1人ひとりに発表してもらうわけにいかない場合が
多いでしょう。そこで、トランプの登場です。講師は手持ちのカードを
引いて「スペードの7の人」などと言って発表者を指定します。また「7
のカードをもっている4人」でもよいでしょう。数字でもいいですし、
絵柄マークでもいいです。講師が引いたカードを持っている人に発言し
てもらうということです。

　また、トランプは、グループ編成をし
たいときにも活用できます。数字ごと、
絵柄マークごとに集まるなど、参加者の
人数に応じて工夫をします。

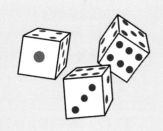

》》 サイコロ

　大人数の研修のときには、サイコロが
便利です。サイコロは3〜4つあるとよ
いでしょう。たとえば、階段教室での研
修だったとします。質問や感想など発言
してほしいと思っても、たいていの参加
者は自主的に手を挙げてくれません。そ

こで、サイコロの登場です。私の研修では「サイコロタイム」と呼んでいます。1回目のサイコロでは「右から〇番目」、2回目のサイコロでは「前から〇番目」というふうに座席を指定します。その指定された座席に座っている人が発言するということです。

≫ 適度な緊張と緩和のバランスを保つ

　ゲームの要素は研修だけではなく、授業でも取り入れています。とくに大学の授業では、わかりやすく変化がみられました。

　1つは「適度に緊張感が高まった」ということです。参加者は「いつ当てられるかわからない」という状況下で授業を受けているため、サボるわけにはいきません。なので、授業中に携帯をいじったり、授業に関係ないことをする参加者がずいぶん減りました。

　もう1つは、発表の時間が「楽しそう」ということです。当てられた参加者は「えー」「当たった」「ツイテナイ」など、反応はさまざまです。しかし偶然当てられたので、案外すんなり発表してくれます。

　一方で当てられなかった参加者は、「よかった」「あぶなかったー」などスリルを味わいつつ、しっかり発表を聴いてくれています。

　また、トランプやサイコロを使うと、まんべんなく当てることができます。なので、実はスピーチが上手だったり、おもしろいエピソードをもっていたりする参加者がいて、毎回新たな発見があります。

　レクチャーの間、ずっと集中しているのは難しいことです。だからといって、研修や授業に関係のないことをしたり、だらだらしたりするのはよくありません。適度な緊張と緩和のバランスが重要なのかもしれませんね。

学習方法：ワーク
④話し合う　⑤体験する　⑥まとめる

　浦田くんのように「知っていることは全部教えたい」と考えたり、「教えなければいけないことがたくさんあるので、講義の時間は削れない」と主張したりする研修講師は少なくありません。とくに医療系においては、入職してまもなく、多種多様な知識やスキルが求められます。そのため講師もたくさんのことを網羅しなければならないと責任を感じてしまうのも事実でしょう。

　研修中に対話をさせたり体験学習を行ったりすると、それぞれに時間を要します。一方で研修時間は限られているため、参加者の活動を増やした分、講師が知識を提供する時間は減少するでしょう。そのため、講師が知識を提供する時間と、参加者が活動をする時間とのバランスをうまく図ることが大切です。

　第2章では、研修を設計するための理論について紹介しました。しかし、やみくもに理論に当てはめるだけでは、うまくいかないでしょう。ここでは学習方法について、**参加者側の学びに焦点を当てて「ワーク」について検討**してみましょう。

　研修では、グループワークを取り入れることが多いかと思いますが、すべての参加者が積極的に取り組みたいと考えているわけではありません。中には、講義を聴きながらメモをとって学ぶことを好む参加者もいます。また、人と話をしたり、人前で発表したりすることが苦手な参加者は、講義中心の研修を好むでしょう。あるいは、やる気がなく、グループワークを面倒だと感じている参加者がいるかもしれません。

楽をしたい参加者

　講師が理解しておくべきことは、楽をして研修を終えたいと考える参加者の存在です。こうした参加者は、講義中心の研修のほうが楽でよいと考えるようです。なぜなら、講義中心の場合は、とりあえず参加していれば出席になるからです。一方、グループワークがある研修では、自分の意見を述べたり、ときには人前で発表をしたりしなければなりません。そのため、楽をしたい人にとっては億劫に感じるでしょう。

　これは、研修に限ったことではありません。ナースとして早く一人前になりたい、スペシャリストになりたいと考える人もいれば、できるだけ苦労しないで人並み程度にできるようになりたいと考える人もいるということです。後者のような考え方を持っている参加者の場合、研修は時間の無駄だと捉えている可能性があります。

モチベーションが低い参加者

　単にラダーを取得したいがために研修に参加している、あるいは上司に勧められたから参加している場合、モチベーションは低くなりがちです。研修へ行けばモチベーションが上がるかといったら、必ずしもそうではないことは誰もが感じているのではないでしょうか。研修は申し込みをする段階で、研修内容と参加者のニーズが合致しているのか、部署で十分に検討する必要があるでしょう。

グループワークの進め方がわからない参加者

　研修では当たり前のようにグループワークを取り入れているかと思います。しかし、グループワークに慣れていない参加者がいることも考慮しなければなりません。活動のやり方そのものがわからなければ、ワークの意義も見出せないですし、楽しむこともできないでしょう。グループワークに入る前にはアイスブレイクを取り入れて、お互いのことを簡単に知る時間をもつことも大切です。さらに、グループワークでは、やってほしいことを具体的に伝えるようにします。

最終的に何ができるようになってほしいのか、どのような成果物を作成してほしいのか、グループワークの目標を明確に示したり、成果物の例を提示したりすると進め方がイメージしやすくなります。

グループワークを好まない参加者

グループワークの好き・嫌いといった指向にも個人差があります。これは、「社会的スキル」と関連しているという報告もあります。

表1 ● KiSS-18

1. 他人と話していて、あまり会話が途切れないほうだ
2. 他人にやってもらいたいことを、うまく指示することができる
3. 他人を助けることを、上手にできる
4. 相手が怒っているときに、うまくなだめることができる
5. 知らない人とでも、すぐに会話が始められる
6. まわりの人たちとの間でトラブルが起きても、それを上手に処理できる
7. こわさや恐ろしさを感じたときに、それをうまく処理できる
8. 気まずいことがあった相手と、上手に和解できる
9. 学習をするときに、何をどうやったらよいか決めることができる
10. 他人が話しているところに、気軽に参加できる
11. 相手から非難されたときにも、それをうまく片づけることができる
12. 学習する上で、どこに問題があるかすぐに見つけることができる
13. 自分の感情や気持ちを、素直に表現できる
14. あちこち矛盾した話しが伝わってきても、うまく処理できる
15. 初対面の人に、自己紹介が上手にできる
16. 何か失敗したときに、すぐに謝ることができる
17. まわりの人たちが自分とは違った考えをもっていても、うまくやっていける
18. 学習目標を立てるのに、あまり困難を感じないほうだ
採点方法：いつもそうでない（1点）たいていそうでない（2点）どちらともいえない（3点）たいていそうだ（4点）いつもそうだ（5点）

出典：菊池章夫. KiSS-18研究ノート. 岩手県立大学社会福祉学部紀要. 6（2）：41-51. 2004

社会的スキルを身につけている程度を測定するツールとして、菊池章夫氏が作成した「KiSS-18」があります（**表1**）。これらの項目は、対人関係を円滑に運ぶために役立つスキル（技能）と定義されています。

　大学生を対象とした授業で、私は授業開始時にこれらの項目について調査を行い、グループ編成や学生の個別サポートに役立てています。具体的には、学生の社会的スキルを得点化して、スキルの高い人からスキルの低い人までを5段階のグループに分類します。そして、グループ編成では社会的スキルの高さをまんべんなくします。このようにすると、グループ内では社会的スキルの高い人はスキルの低い人を自動的サポートしてくれることが多いです。また、もともと社会的スキルが低い人がわかるので、前もって配慮すべき学生について大まかに把握することができます。

　一方で、社会的スキルの数値が低いからといって"スキルがない人"と決めつけて対応するのはよくありません。こうしたスキルが低い可能性がある相手に対しては、他の参加者よりも気をつけて観察し、困っているようであれば、講師やファシリテーターがサポートします。そして、ワークをとおしてこうしたスキルが身につくように支援するのも、大切な役目の1つです。

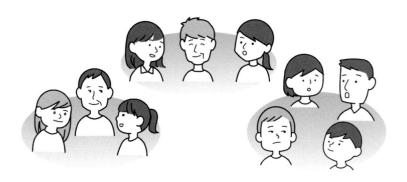

自信がない参加者

　グループワークでは、参加者がワークの意義を理解していたとしても「自分には答えが出せない」「ハードルが高い」と捉えていては、取り組むことが難しくなります。参加者がこのように感じてしまうときは、活動がスモールステップになっていない可能性があります。消極的な参加者がいる場合には、グループワークでいきなりゴールの行動をさせようとしていないか確認するとよいでしょう。まずは、簡単な活動から始めて成功体験を与えることにより、円滑に次のステップへ進むことができます。また、参加者のレベルに合致しているかどうかも重要です。スモールステップ（p65）、スキルと挑戦のバランス（p63）を参考に、ワークの内容と進め方について確認するとよいでしょう。

　また、自信がなさそうに見える参加者は、グループワークに苦手意識を持っている可能性があります。社会的スキル（p185）にも個人差があることを考慮し、無理強いしないようにします。こうしたときには、対話が促進しないときの裏技（p205）を活用して、グループの活動にスムーズに入れるように支援するとよいでしょう。

　　「私の場合は〇〇ですね。どうですか？」
　　「もし芸能人のＳさんだったら、何て言うだろう!?」

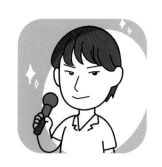

　あえて研修の場で失敗させて学んでもらうという方法もあります。その際は、とくに自信のなさそうな参加者に留意して、安全に失敗できるように十分サポートすることが大切です。

経験学習を取り入れる

　人は経験から学ぶことができます。しかし、経験そのものが知識を生み出したり、無意識のうちにスキルを習得できたりするわけではありません。同じ経験をしたとしても、経験から学べる人と学べない人がいます。

　第2章で経験学習モデルを紹介しました（p46）。このモデルでは、経験から深く学ぶためには、経験をふり返ることが重要であり、ふり返りから導き出された教訓を他の場面で活用することを繰り返すことによって、スキルが身につくというプロセスをお示ししました。すなわち「**なぜこのような結果になったのか**」「**どうすればよい結果が得られるのか**」を考え、それを教訓として、実践場面で活かすということです。

　経験学習を取り入れるときには、3つのポイントがあります。

- ●明確な目標がある
- ●活動が知的好奇心をくすぐる
- ●葛藤の要素が含まれている

明確な目標がある

　経験学習を取り入れる際には、まずその目標を明確にすることが大切です。研修ではいろいろなことを学んでほしいという観点から、つい複雑なことをしがちになってしまいます。経験学習によって最終的にどのようなスキルが身につくのか、そのスキルは実践場面でどのように活かせるのか明確にして参加者に説明するようにします。

活動が知的好奇心をくすぐる

　医療者向けの経験学習では、何らかの文脈やシナリオを埋め込むことが多いのではないでしょうか。そのとき、知的好奇心をくすぐるような活動を取り入れるようにします。好奇心とは、単に「おもしろい」とか

「楽しい」と感じるだけではありません。「もっと知りたい！」と考え、夢中になって学習できる状態のことです。新しいことを知ってハッとしたり、いま直面している問題を解決したりするという知的な面白さを意味します。

葛藤の要素が含まれている

多くの研究者が、学習は葛藤からはじまることを指摘しています。つまり、他者の意見が自分の考えと異なるとき、その矛盾を解決するために学習しようとするということです。たとえば、日常業務やメンバーとの関わりの中で困難に感じていることを、他者と試行錯誤しながら解決策を導き出すことにより、新たな視点を生み出すことがあります。研修の目的、目標に応じて、こうした葛藤状態をつくるような活動や体験を取り入れるようにします。

学習場面における「葛藤」とは

葛藤とは、同じくらいの強さの2つの欲求があるときに、その両方を選択することはできないために悩み、どちらを取るか決めかねている状態のことを言います。葛藤は長引くと誰もがフラストレーションを感じるので、回避しようとする人もいます。一方で、何らかの方法により葛藤を解決しようとする人もいます。たとえば、新人看護師を例に挙げると、「失敗したくないし、みんなの前で恥もかきたくないので、看護師を辞めて、葛藤が生じる場面自体を避ける」といった選択をする場合があります。一方で、「困難は感じるけど、トレーニングを続ければ一人前の看護師になれるという楽しみがある」というふうに、葛藤に対して別の認知をする人もいます。前者のナースは後者のような認知に変えられると成長できるということです。

ロールプレイで習得できること

　ロールプレイは、実際に想定される場面を疑似体験することにより学ぶ技法です。参加者には特定の役割を与えて演じてもらい、その役割のイメージ化を促します。看護教育では、古くから「役割モデル」や「コミュニケーション」「急変時の対応」などのスキルを身につける目的でロールプレイが用いられてきました。この技法では、さまざまなスキルを現実場面でどのように活用するのか、具体的に学ぶ機会になります。

　こうした学習方法で、期待される学習成果は以下のとおりです。

- 傾聴と共感のスキルを身につける
- まだ経験したことのない役割を演じて、その役割を担う心構えをする
- 自分とは異なる立場、考え方をもつ相手とのコミュニケーションを体験的に理解する
- 急変時の対応に関するプロセスを体験してスキルを身につける
- 他者とのやりとりをとおして、状況が変化することを体験的に学ぶ

　こうしてみると、ロールプレイの目的は多岐にわたり、参加者はさまざまなスキルを獲得することができます。また、ロールプレイは単に何らかの役割を演じるだけにとどまりません。専門的知識を活用することによって、実際に現場や患者にどのような変化や結果をもたらすのかを理解する機会になります。

　ロールプレイを取り入れるときには、当日の運営もさることながら、事前準備が重要です。次に、ロールプレイの具体的な準備から実施までを示します。

ロールプレイの設計・実施

シナリオ作成

　ロールプレイでは、これまで体験したことのない役割を演じてもらいます。こうした中、対話や演じることに苦手意識を持っている参加者がいることにも留意することが大切です。ロールプレイに参加しやすくするためには、役割を与えるだけではなく、人物像や場面などについて具体的なシナリオを用意します。

　たとえば、新人看護師の言動や状況をあらかじめ用意しておき、プリセプターの役割を演じてもらうという方法があります（**ケース1**）。また、複数の立場の言動や状況についてシナリオを用意しておき、その先の支援について演じながら考えてもらうという方法もあります（**ケース2**）。

〈登場人物〉

　A　姉川さん：プリセプター

　B　新山さん：新人看護師（入職後10カ月）

〈ケース1〉

　新山さんは、ひととおりの看護技術ができるようになったため、平日の日勤では軽症の1～2部屋を受け持ってもらっています。しかし、プリセプターである姉川さんは、①環境整備ができていない、②使用したワゴンの物品を補充しない、③他のスタッフが忙しそうにしているのに声をかけようとしない、といった行動が気になっていました。そこで、姉川さんは1つひとつの行動について指摘し、どのように考えているのか聞こうとしました。すると、新山さんの表情が急に硬くなり、ついには泣き出してしまいました。姉川さんは、これまで新山さんが泣いている姿をみたことがありません。そこで、姉川さんは…（続く）。

〈登場人物〉

    A   姉川さん：プリセプター

    B   新山さん：新人看護師（入職後6カ月）

    C   大木さん：リーダー看護師

〈ケース2〉

  新人看護師の新山さんは、リーダーの大木さんから若い女性患者の持続点滴開始を指示されました。新山さんは点滴の準備をして訪室したところ、血管がよくみえなかったため、大木さんへ「点滴の挿入を変わってほしい」と依頼しました。依頼された大木さんは、新山さんの代わりに留置針を挿入して点滴を開始しました。しかし、状況を確認したところ、新山さんは一度も点滴挿入を試みていませんでした。新山さんは「血管がよくみえなかったので…」としか言いません。大木さんは新山さんのプリセプターである姉川さんに「ちゃんと指導してくれないと困るんだけど」と言っています。あなたがそれぞれの立場だったら、どうしますか？

  ロールプレイでは、まだ経験したことのない役割を演じることが多いでしょう。そのため、シナリオは複雑すぎないよくあるケース、身近に感じられる事例を用意します。参加者が「ありがち」と思えるようなものです。

  シナリオやロールプレイのイメージがしやすいように、はじめに、講師やファシリテーターが導入部分を演じてみせるとよいでしょう。また、シナリオを動画にして提示するという方法もあります。動画はスタッフステーションなど、シナリオと同じ環境で撮影することにより、場面や状況がイメージしやすくなるというメリットがあります。

  動画の制作はハードルが高いと感じるようであれば、場面を写真で提示するのも効果的です。たとえば、ケース1であれば、①環境整備ができていない病室、②整備されていないワゴン、③スタッフが忙しそうにしている様子の写真をシナリオとともに提示します。こうして状況をイ

メージ化することにより、「どうして環境整備ができないんだろう」「忙しいときは手伝ってほしいけど、こんなにバタバタしていたら声をかけられないかも…」など思考が促進され、より多角的な視点でワークに取り組むことができます。

目的と手順を詳細に伝える

　ロールプレイで演者には何を理解してほしいのか、どのようなスキルを身につけてほしいのか詳細に説明します。観察者には、どのような視点から評価やコメントをしてもらいたいのか具体的に示します。

　ロールプレイは演じたことや観察したことをふり返ることによって学習が促進されます。こうしたふり返りを促すために、ワークシートを用意するとよいでしょう。ワークシートはふり返りをしてほしい項目について記入できるように作成します。

---

1)〈タイムスケジュール〉
　ロールプレイを行う（4分）
2) ふり返りを行う（4分）：ふり返りの視点を明確に伝える
　演じた人：
　　● そのように演じた理由
　　● 発言の根拠
　　● 相手の反応は想定どおりだったか？
　　● 観察者に「あなたならどう演じますか？」と問いかける
　観察者：ワークシートにメモを取る
　　● 視線、姿勢、表情、声のトーン
　　● 双方の反応について観察したことを述べる
3) 個人ワーク（2分）：ロールプレイ、ふり返りで気づいたことを書き留める
　　● 工夫したこと、気づいたこと、困難に感じたことをワークシートに記載する
※1)〜3) を繰り返す

環境整備

　ロールプレイでは、できるだけ実際の場面に近い環境を作ると、効果的にスキルを習得することができます。研修会場の場合は、机や椅子の配置を工夫します。また、シナリオに応じて、車椅子や点滴棒などの機材を用意するのもよいでしょう。場合によっては、研修会場以外の場所でロールプレイを行います。

役割と進め方

　ロールプレイでは、誰がどの順番でどの役割を演じるのか、参加者にわかりやすく示します。また、それぞれがどの役を演じているのかわかるように、役割のプレートを用意するとよいでしょう（図2）。プレートは、首から下げたり、胸ポケットにクリップで付けたりします。

〈ロールプレイの進め方〉
- グループ内での自分の番号（①〜⑤）を確認しましょう
- 1回目：①A　②B　③C　④⑤観察者
- 2回目：②A　③B　④C　⑤①観察者
- 3回目以降も役割を順に入れ替え、すべての役割を演じる

名簿		ファシリテーター
1グループ	①田村　優香 ②福岡　樹木 ③稲垣　啓介 ④田中　史奈 ⑤松島　幸太	浦田
2グループ	①堀江　翔子 ②姫野　和也	杉山

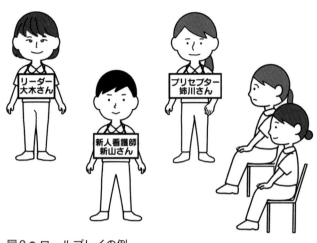

図2●ロールプレイの例

体験学習から学ぶことの意義

　ロールプレイで扱うケースは、日常の場面で直面する問題を描写したものです。そして、ロールプレイは、その状況に置かれた場合に、それぞれの立場でどのように対処するか考えることにより、実践力を育成したり役割スキルの獲得を目指したりする手法です。本を読んだり、一方的に話を聞いたりするだけで、本来の意味や背景を理解するには限界があります。それどころか、間違った解釈や受け取り方をしてしまう可能性もあります。

　こうした事態を回避するためにも、体験学習は有用です。ケースについて考えたり演じたりして、他者と体験を分かち合うことにより、そこにある意味を見出していくことができます。体験をとおして気づきを得ることによって、本や講義からは感じ取れなかった深いものと向き合い、現実のものとして捉えることができます。体験学習では何を得たのか、それはどのような場面で活かせるのか、ふり返りをする必要があります。ロールプレイではふり返りの時間を十分に取り、参加者には体験する意味をしっかりと伝えることが大切です。

Column

失敗力を身につけ失敗に強くなる

　「失敗は成功のもと」ということわざがあります。これは、失敗することは誰にでもあり、その失敗から学び、失敗を自分の成長として活かすことができれば、かえって成功するという意味です。しかし、失敗から学ぼうとしなければ失敗はただの失敗で終わり、なんの意味もなくなるということです。

　失敗は誰もがしたくないものですし、起こしたくもありません。ですので、失敗をしてしまうと「恥ずかしい」「誰にも知られたくない」「思い出したくない」と考えがちになります。しかし、失敗したあと、失敗に蓋をしたり、ふり返りをしないままでは、次も同じ失敗をするだけではなく、もっと大きな失敗をしてしまう可能性があります。こうした状況を回避するためにも、失敗に対する考え方や対処の仕方をスキルとして身につける必要があるのです。

　「失敗力」という言葉を聞いたことがあるでしょうか。失敗力とは、失敗から学び、失敗を自分の成長に活かすことです。失敗してしまったときには、まず「影響を拡大しない」ようにすることが重要です。次に、「早く立ち直る」、その「失敗から学び」を得て、「失敗に対処する」力を身につけます。そして、最終的には、「失敗をしない」ようになるのです（図3）。

　1つ目の「影響を拡大しない」は重要であり、このステップをクリアすることによって、失敗のスパイラルを起こさないようにすることができます。たとえば、新人看護師が患者さんの採血をする場面だったとします。針を挿入したとたん、患者さんに「痛い！」といわれて、思わず針を抜いてしまいした。駆血帯をした状態で針を抜いてしまったため、刺入部から流血してしまい、シーツの交換もしないといけなくなってしまいました。このように「失敗した」という状況で、それが尾をひいて

第4章　ファシリテーション

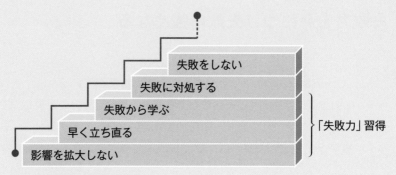

図3 ● 「失敗力」のステップ
(海保2004、学習力トレーニングを改変)

しまうと、次の患者さんの採血も失敗をしてしまうというスパイラルに陥ります。これは、1人目の患者さんの失敗により自信を失い、ネガティブな思考になってしまったことが原因です。

　こうしたスパイラルに陥らないようにするためには、まず「失敗したことは取り返しがつかない」ということを認識し、早く気持ちを切り替えることです。とくに看護技術では、失敗後に患者さんへどのように対処するかが重要になるのではないでしょうか。そのため、うまくいかなかった時の対処方法について、事前に想定しておく必要があるのです。

　そうは言っても、新人看護師は経験が少ないため、どのような場面でどんな失敗を起こしやすいのか、事前に想定することはできません。また、現場で失敗させるのは、できる限り避けたいものです。

　ここで研修講師の出番です。先ほど紹介した「ロールプレイの設計・実施」を応用して「失敗体験研修」を行います。新人看護師は前もって失敗を研修の場で体験しておくことにより、失敗力を習得することができます。新人看護師には、早い段階で失敗力を身につけてもらい、生き生きと仕事をしてほしいものですね。

学習方法：リフレクション
⑦ 共有　⑧ 内省　⑨ 概念化

グループワークの発表は必要？

　みなさんはグループで話し合ったあと、ワークの内容をどのように共有していますか？　参加者全員でグループワークの内容を分かち合うためには、発表しなければならないと思い込んでいる人が多いようです。私もそうでした。実は発表には、意外な落とし穴があるので、注意が必要なんです。

　1つは、発表があることによって"**発表のためのグループワーク**"に**なってしまいがちになる**という点です。講師やファシリテーターをしていて、参加者に「発表まであと2分ですよ〜」「早くまとめてください」と言った経験があるという方が少なからずいるのではないでしょうか。発表があることにより、急いでまとめようとして肝心なところが話し合われなかったり、予定調和な内容で面白くなかったりという事態に陥る可能性があります。

　もう1つは、**発表の準備に意識が向いてしまい、他のグループの発表は聴いていない**という点です。すなわち、発表することがゴールになってしまう可能性があるということです。発表が終わった人は、ホッとしてボーッとしている、これから発表の人は、発表のことで頭がいっぱいで聴いていない…。これでは、何のためにグループワークをしたのか、共有しているのかわからなくなってしまいますよね。

　リフレクションの設計では、本当に全体発表が必要なのか十分に検討するようにします。あえて発表は求めず、その分、話し合いの時間を多くもつという方法もあります。

「バザール」でグループワークを共有する

　短時間でグループワークや個人の成果物を共有する方法として「バザール」があります。模造紙などの成果物は、机の上に広げておいたり会場内に貼り出したりします。そして参加者は、それらの成果物を見て回るという方法です。バザールでは「自由に見てきてください」と伝えるだけでは、ただ見るだけで終わってしまう人がいます。また、せっかく自分やグループの成果物を見てもらったら、見た人の反応が気になるのではないでしょうか。

　1つは、付箋を使ってコメントをつけるという方法があります。成果物の近くに付箋とペンを置いておき、コメントを書いてもらうようにします。もう1つは、成果物にシールを貼るという方法です。たとえば、いろんな表情のシールで気持ちを表現したり、共感できる内容に対してシールで投票したりします。バザールのあとはグループに戻り、コメントやシールを確認します。

　バザールは、ひと工夫を加えることによって、参加者の動機づけや双方向性を高めることにつながります。グループワークの共有について悩んでいる方は、お試しいただければと思います。

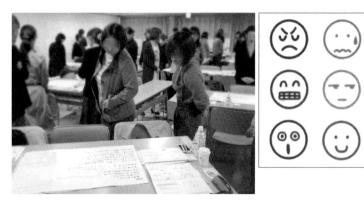

バザールの様子といろんな表情のシール

同じふり返りでも「内省（リフレクション）」と「反省」はちがう

　みなさんの中には「内省」という言葉をあまり耳にしたことがないという方がいるかもしれません。また「反省」との違いについてもいまひとつわからないという方もいるのではないでしょうか。反省は、自分の言動に間違いがなかったかふり返り、同じ過ちを犯さないように改めて考えることです。体験後には「あれでよかったのか」「なぜいつもこうなってしまうのか」といった思考をします。一方、内省は、自分自身の心のはたらきや状態を客観的にふり返り、感情に流されることなく見つめ直すことです。体験後には「なぜそうなったのだろうか」「それは何を意味しているのだろうか」という思考をします。

● 個人ワークを取り入れる

　研修だからといって、必ずしもグループで話し合わなければならないわけではありません。内省は個人の行為です。ロールプレイなど具体的な経験をしたら、その経験した出来事に対してふり返り、意味づけを行います。内省ではなく反省の思考をしてしまわないように、参加者にはふり返る意図について説明することが大切です。

● 内省は共有が必要か？

　内省したあとには、気づいたことを共有するというのが一般的な流れです。お互いに語り合うことによって、同じような考えの人に出会えたり、新たな気づきが生まれたりします。また、内省したことを他の人に伝えたいと考える人もいるでしょう。

　一方で、内省は個人の行為ですから、必ずしも共有する必要はありません。他の人に発表することを前提としてふり返りの行為をすることによって、発表のための言葉を探すだけになってしまう可能性があります。

　内省したことをグループや全体で共有したほうがいいのか、また個人ワークとしてシートに記載すればいいのかなど、トピックや参加者の状況に応じて検討するとよいでしょう。

「KPT」でふり返る

KPT（ケプト）とは、体験を「ふり返る」ためのフレームワークのひとつです。「Keep：このまま継続すること」「Problem：課題」「Try：解決策」の3つに分類して、整理します。

図のように線を引いて、3つのセクションに分けます。ふり返りでは、K→P→Tの順に書き出していきます。表にそのまま書き込んでもいいですし、付箋を貼るという方法もあります。たくさんアイデアが出てきたら、似たような内容はまとめて整理します。

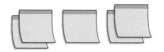
Keep
- 実施してよかったこと
- 今後も継続して実施すること

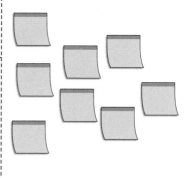
Try
- 新たに実践すること
- 改善していくこと

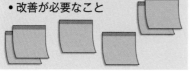
Problem
- やめようと思うこと
- 改善が必要なこと

KPTは、グループワークでも個人ワークでも活用することができます。また、研修以外にも、プロジェクトをふり返るとき、課題を整理するときなどに役に立ちます。KPTは、パソコンでもメモ帳でも手軽に使えます。最近体験したこと、いま携わっているプロジェクトをふり返るときに、試していただければと思います。

ふり返りで教訓を得る

　ロールプレイなどの体験学習を行い、ふり返りをした内容は、実践場面で活用できるように言葉や行動として表現することが大切です。このことを、経験学習では「概念化」といいます。他の状況でも応用できるという点から概念化したことは「教訓」と捉えます。この段階では「なぜそうなったか」「どうすればよいのか」などの考えを一般的な言葉にして整理していきます。

　体験学習で用いるケースは、日常の場面で直面する問題を描写したものです。そのため、その際の拠りどころになるのは、先輩看護師たちの知識や経験知になります。参加者は、先輩たちの知恵が体系的に整理されたケースを自分の状況に当てはめて解釈し、新しい教訓を構築していきます。ここで構築すべきものは、アカデミックな世界の理論とは異なります。自分自身にとって必要なことで、自分や自分の周囲に当てはまれば十分です。そういった意味でも、経験学習で得られた知見は「マイセオリー」といわれています。

練習でマイセオリーを試してみる

　研修で作り出されたマイセオリーは、うまく実践場面に適用できるか十分検証する必要があります。いきなり現場で使わせるのではなく、部署では練習する機会をつくるようにします。

　経験学習は、矢印で示しているとおり、導き出された教訓を他の場面で活用することを繰り返すことによって身についていきます。よりよい看護実践を追求するためには、サイクルを回すことが大切だということですね。

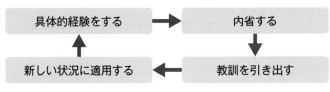

図4 ● 経験学習サイクル

第4章 ファシリテーション

ファシリテーターとしての
講師の役割

　研修では、計画したプログラムを進行しながら、参加者の様子や参加者同士の相互作用によって起こる出来事を見守りつつ、状況に応じて対応したり計画を修正したりする必要があります。また、一方向的に課題をやらせたり、指示を与えたりするだけというのはよくありません。参加者とコミュニケーションを図りながら、参加者とともに「創ることで学ぶ活動」を進めていきます（**図5**）。

　単に人が集まれば、相互作用が起こるわけではありません。何を目的にして、どんな参加者を集めて、どのようなやり方で議論していくのか、話し合いの段取りをするところからファシリテーションは始まります。

安心安全の場づくり	・トピックに対して中立の立場を貫く ・積極的に話を聴く ・他のメンバーにも積極的に話を聴くように求める ・メンバー個人や発言が攻撃されたり無視されたりしないように留意する
対話・発散の促進	・参加意欲を引き出す ・発言者が偏らないように配慮する ・メンバー同士の話し合いを促す ・グループ活動を支援する ・意見の相違を歓迎する
収束支援	・個々の意見をわかりやすく整理する ・全体像を整理して、要約する ・論点を絞り込む
合意形成	・意見をまとめる ・活動をふり返る ・決定事項

図5 ● ファシリテーターとしての講師の役割

ワークでは話し合いを促進するために最適な時間、人数、グループメンバーについて検討します。グループワークの人数は、4人がちょうどよい人数です（"三人よれば文殊の知恵"なので、少なくとも3人以上）。人数が少ないと意見が少なくなってしまい、多ければ話し合いが冗長になったりフリーライダー（ダダ乗り）が出てきたりします。

　また、グループメンバーの設定やワークのテーマ選定も重要です。ワークでは同じ部署の参加者が同じグループにならないように設定したり、事例検討では一般病棟のケースを扱ったりしている研修をよく目にします。このとき留意しなければならないのは、手術室やICU、外来、放射線科などの中央部門に配属されている参加者の存在です。参加者の多くが病棟勤務だからといって、一般病棟を中心に研修を進めるのはよくありません。中央部門のスタッフは、ワークの内容と自身の業務との関連性が見い出せなければ活動に入ることができず、研修の目的を達成することはできないでしょう。事例を扱うワークの場合は、あえて部署ごと、

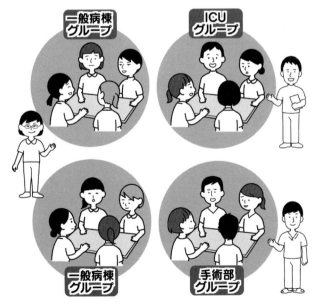

図6 ● グループワークのイメージ

近い業務をしている部門ごとでグループを作ります。そして、グループによって、異なる事例を用意して検討してもらうようにします（図6）。

　私の経験を話すと、2年目看護師を対象とした「多重課題研修」で中央部門に所属している参加者は、部門ごとにグループを作りました。そして、中央部門の事例は、それぞれの部署の主任に作成してもらいました。なぜなら、私にはその部門でどのような事例があり、どんな課題があるのかわからないからです。そして、研修ではワークの時間だけ部署の主任に参加してもらい、ファシリテートしてもらいました。

　たとえば、「看護観」や「多重課題」の研修をイメージしてもらうといいでしょう。考えてほしいこと、取り組んでほしいこと、多重課題においては、それぞれの部門で目指す看護師像や業務の優先順位など異なる点がいくつもあります。一般病棟の参加者が多いからといって、ICUや手術部のスタッフに病棟業務の事例を与えてしまっては、中央部門のスタッフは内容が理解できないと同時に、「自分には関係ない」と思うどころか「一般病棟ばかり優先されている」などと感じ、モチベーションの低下に繋がりかねません。

　参加者全員が研修のゴールに到達できるように十分配慮する必要があります。

多重課題
● 事例1：一般病棟
● 事例2：集中治療室
● 事例3：手術部

部門ごとにわかれて
ワークしよう

◉ 参考文献
● 堀公俊. ファシリテーション入門. 日本経済新聞社. 2004
● 堀公俊. 組織変革ファシリテーター. 東洋経済新報社. 2006

ファシリテートのポイント

　はじめて研修講師として人前に立つときは、誰もが緊張します。入念にリハーサルを行っても、当日は想定外のことが起こったりもします。また、収束の段階で対立が生まれて、意見がなかなかまとまらないということもあります。「うまくいかない」「空気が悪い」と感じたときこそ、ファシリテーターの出番です。

場の流れを楽しむ

　講師自身がその場の流れを楽しむことが重要です。講師が生き生きとしていれば、参加しやすい空気になり、全体として前向きな雰囲気になります。流れがよくなれば、参加者は「決まりそう！」という期待感を持つことができ、研修は「ゴールに向かっていく集まりなんだ」と実感することができるでしょう。

配慮しつつ遠慮しない

　配慮と遠慮を履き違えてはいけません。講師やファシリテーターは、参加者の意見が行き詰まったときには、参加者にはない視点を提案します。たとえば、視点が偏っている場合には、「院内全体ではどのような問題があるのか」、さらに「日本各地ではどのような課題がみられるのか」など、視野を広げるための情報を与えます。そして、話が広がった段階で、一歩下がり見守るようにします。

特定の意見に引っ張られない

　自分の主張に固執して他者の意見を受け入れないという参加者がしばしば見受けられます。強い発言をする人、声の大きい人の意見がとおってしまわないように、そもそも話し合いの本質は何かを共有し、同じ目線で議論できるように支援します。

うまくいかないときの対処法

グループワークに無関心

　グループワークで話し合いに入ろうとしない、模造紙に何も描こうとしない人がいて困ることがあるのではないでしょうか。グループワークは得意な人とそうでない人がいるので、その人もまったくやる気がないわけではないかもしれません。こうした場合は、「なんだか楽しそう」と思わせるとよいでしょう。目の前で楽しそうに話し合いをしていたり、成果を出していたりしいたら仲間に入りたくなりますよね。「○○さんはどう思いますか？」など声をかけて、ワークに入りやすくなるように支援します。

お互いに気を遣いすぎる

　人に合わせることを最優先にしたり、波風立てずに平和でいたいと考えたりする人が多いグループでは、話し合いが促進しないことがあります。また、反対意見を言うことは悪いことだという意識が高い場合も同様です。こうしたときには、「私たちが目指すのは○○という結果を出すことで、波風立てずに平和に過ごすことではない」と目標を再確認します。また、多様な意見を引き出したいときには「意見はむしろ言ったほうがよい」という雰囲気をつくることも大切です。

暴走する人がいる

　自分の意見が正しいと思い込んでいる、権威型のリーダーで引っ張っていくことが好きな人は、暴走する可能性があります。暴走を防ぐためには、話し合いのプロセスをホワイトボードや模造紙に書いて「見える化」しておくことです。話し合った内容が書いてあることによって、目標がすり替わっていないか確認したり、話の流れを軌道修正したりすることができます。目的から外れそうになったら、ふり返りの時間を作るとよいでしょう。

対話が促進しないときの裏技を使ってみよう！

　たとえば、「あなたは年金問題についてどう思いますか？」と言われたら、どのように答えますか？「5分で話し合ってください」なんて言われたら「無理〜」という声が聞こえてきそうですね。

　このように、なかなか対話が促進しないというときには、条件をつけると途端に言いやすくなります。

　たとえば、
「ポジティブなことを言ってみる」
「ネガティブなことを言ってみる」

　どうでしょう？　まだ意見が出ないというときには、

「もし〇〇だったら、なんて言うと思う？」

　こうすることによって、自分の発言や意見は"自分自身のものではない"という前提になります。うまく表現できなくても、少しズレていたとしても、他者の意見として出しているわけですから、発言しやすくなるということです。あなたなら、誰を想定しますか？　タレント、偉人、身近な人でも構いません。対話が促進しない、ワークの盛り上がりがいまひとつと感じたときには、この裏技をお試しいただければと思います。

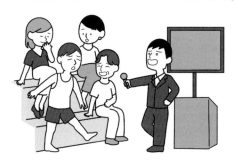

研修にも柔軟体操が必要

　研修では、グループメンバーで自己紹介はあるものの、部署と名前の紹介のみで、おもむろにワークが始まるというケースが多いのではないでしょうか。また、初対面同士や、普段交流の少ない人たちと集まった場合には「どんな感じの人なのかな」「私より先輩なのかな」などと、緊張したり不安になったりすることもあるでしょう。

　こうした場面では**アイスブレイク**を取り入れることをおすすめします。アイスブレイクは、初対面同士や慣れない場所での緊張感をほぐし、場を和ませるために用いる方法です。話すきっかけをつくるためのちょっとしたゲームと思っていただくとよいでしょう。

　どのようなアイスブレイクを選択するかは、シーンによって使い分ける必要があります。今回は、過去の研修で実践した「私を野菜に例えると？」について紹介します。

私を野菜に例えると？

　野菜は色や形など見た目も異なれば、調理方法もさまざまです。さらに、甘かったり苦味が強かったり、ちょっと癖があったりなど、いろんな風味があります。このゲームでは、自分の強みや弱みを分析して、それを野菜に当てはめていくというものです。

　まず、マーカーと付箋を用意して、自己紹介の野菜の絵を書いてもらいます。そして、書いた絵を見せながら自己紹介することによって絵心も伝わり、いっそう盛り上がります。

　例を3つほど紹介します。

● **ナス：柔軟性をアピールしたい人**
　揚げたり炒めたり、どんな料理にも合う優れもの。麻婆ナスやナス田楽であればおかずに、お漬物や味噌汁にすれば、食卓の引き立て役に。

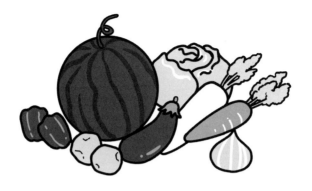

　私はどんな部署でも活躍でき、さまざまな役割に徹することができる。

● ニンジン：忍耐力をアピールしたい人

　土の中で収穫の時期をじっと待つニンジン。私はニンジンのような忍耐力の持ち主。栄養価は高く、夏バテや風邪、そして美容にも重宝されるニンジンは、ここぞというときに実力を発揮することができる。

● スイカ：意外性をアピールしたい人

　外は黒と緑のシマシマなのに、中身はなんと赤！　甘そうなふりをして、意外と種が多くて食べづらい。でも、種なしの私では味気ない？「えっ？　くだものじゃなくて野菜だったの!?」と、見た目と中身が全然違うとよく言われる。暑い夏でもバテることなく、元気に仕事ができる。

　ちなみに、私の自己紹介は「スイカ」です。みなさんは自己紹介するとしたら、どんな野菜になるでしょうか？

ファシリテーション・
グラフィック

みなさんの研修では、このようなことで困ったという経験はありませんか？

- ●意見が出ない
- ●意見が噛み合わない
- ●意見がまとまらない

空気がどんよりしていて意見があっても出そうとしない、いつも意見をする人が決まっていて、発言しない人が少なくないということがあるのではないでしょうか。また、思いつきや脱線ばかりで、話があちこちに飛んでしまう、議論が噛み合わず、時間をかけた割には、結局何が決まったのかよくわからないという経験をしたこともあるでしょう。

描くことで話し合いが変わる

研修やワークショップ、会議などで話される内容を、グラフィックを使いながらリアルタイムに見える化していくことで、場を活性化させ、議論を深めたり、相互理解を促したりすることができます。その結果、話し合いの発散と収束が促進され、新たな意見が出たり、意見が噛み合いまとまったりするなど、ゴールへ導くことができます。このように、話し合いを活性化しうまく思考させる方法として、「ファシリテーション・グラフィック」があります。

話し合いをするときには、複数の人が知恵を出し合い、集団でアイデアを生み出していきます。このとき、活気のある意見交換や、本質をついた議論、創造的な合意形成をすることによって、参加者のモチベーシ

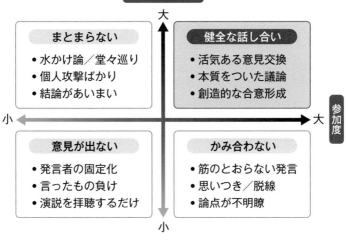

プロセス共有度

大

まとまらない	健全な話し合い
• 水かけ論／堂々巡り	• 活気ある意見交換
• 個人攻撃ばかり	• 本質をついた議論
• 結論があいまい	• 創造的な合意形成

小 ←――――――――――→ 大　参加度

意見が出ない	かみ合わない
• 発言者の固定化	• 筋のとおらない発言
• 言ったもの負け	• 思いつき／脱線
• 演説を拝聴するだけ	• 論点が不明瞭

小

図7 ● プロセスの共有と対等な参加が話し合いを活性化する

出典：堀公俊. ファシリテーション入門. 日本経済新聞社. 2004

ョンが高まるとともに、決まったことへの納得感も生まれます。

　一方で、他の人の意見を尊重しないで、自分勝手な主張ばかりしていては、話し合いに参加しているとはいえません。グループメンバーが対等に話し合いに参加できるようにするためには、話し合いのプロセスを共有することが重要なのです（図7）。

空中戦を地上戦に変える

　「プロセスの共有と対等な参加」とひとことで言っても、実際にやろうとしたら簡単ではありません。討論番組を見てもわかるように、言葉だけが飛び交っていて、一向に議論がまとまらない場面は多々あります。ではなぜ、言葉を交わすだけでは難しいのでしょう。

　みなさんは、話し合いのとき、誰が何を言ったか全部覚えられますか？　自分の発言でさえ「あれ？　さっき何て言ったかな？」などと忘れがちになるのではないでしょうか。ファシリテーションの専門家である堀らは、「言葉だけが飛び交う**空中戦**から可視化された共通の枠組み

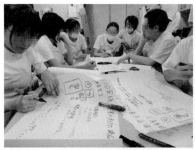
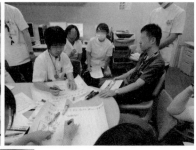
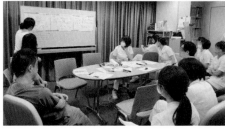

写真●ファシリテーション・
　　　グラフィックを用いた
　　　グループワークの様子
　　　（テーマ：内視鏡治療中に大地
　　　震による停電が起きたら…？）

で話し合う**地上戦へ**」と表現しています。

　ファリシテーターは、話し合いのプロセスを舵取りする役割をします。しかし、メンバーの発言を1つひとつ覚えていられませんし、頭の中や心のうちを読み取ることもできません。目に見えないものはコントロールできませんよね。

　ファシリテーターが話し合いを舵取りするためには、話し合いを「見える化」することが必要です。これは研修に限ったことではありません。会議でも同様です。意見が出ない、かみ合わない、まとまらないと感じたときには、議論を描いてみることから始めるとよいでしょう。議論が視覚的に整理されることによって、意見が出たり、かみ合ったりするようになっていきます。もし、意見の対立が起きたとしても、テーマやこれまで話し合った内容が書かれているわけですから、目的に立ち戻ったりプロセスを振り返ったりすることが容易にできます。議論を描くことによって、活気ある話し合いが可能になり、最終的には合意形成に導くことができるでしょう。

意見を出し合い整理する

アイデアを出す方法には、大きく2つの方向性があります。1つはテーマが決まっているときに、そこからたくさん多様なアイデアを出す**発散の方向性**です。もう1つは、手元にすでにたくさんのデータがあるときに、その中から新しい概念を見つけ出すという**収束の方向性**です。

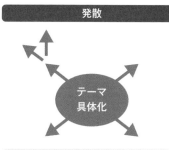

テーマについて、たくさんの多様なアイデアを出す

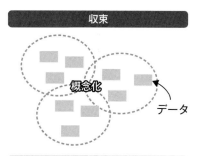

すでにたくさんのデータがあるとき、その中から新しい概念を見つけ出す

アイデアを出すときのポイントはいくつかありますが、重要なのは、「キレイに」ではなく「早く」「たくさん」書くことです。漢字が思い出せなかったらカタカナで書きます。また、発言者の言葉を活かすことも大切です。勝手に言い換えたり、取捨選択したりしないようにします。

次に、意見を出し合い整理する方法として**マインドマップ**と**KJ法**について紹介します。はじめて使う方は、どのようなトピックに適しているかイメージしながら見ていくとよいでしょう。また、すでに使っている方は、より効果的なグラフィックについて検討される際の参考にしていただければと思います。

マインドマップ

　マインドマップは、イギリスの教育コンサルタント、トニー・ブザンが定式化した発散の方法です。用途としては、講義ノートをとるとき、日々の計画やプロジェクトの計画を練るとき、プレゼンテーションの構成を考えるとき、そして、レポートや報告書、研究の構想を練るときなどにも活用できます。

　また、複数人が集まってアイデアを出すようなときには、ホワイトボードや模造紙にマインドマップを描きながら話を進めていくと、効率的な話し合いができます。
　マインドマップの書き方は、まず中心にテーマを描き、基本アイデアの枝を伸ばしていきます。基本アイデアの数は、だいたい3つ〜7つくらいの間です。

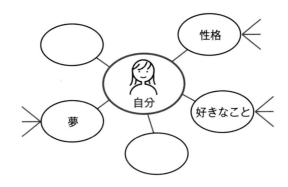

　基本アイデアが出揃ったら、次にそれぞれの基本アイデアについて思いつくままに枝をひろげていきます。

　枝は、文章の形ではなく、なるべく単語で書くようにするのがポイン

トです。たとえば、枝に「りんごが好き」と書いてしまうと、それで意味が固定されてしまいます。図に示したように、「好き」「りんご」という枝で書くことによって、りんごからジュース、産地、iPhone というような枝を伸ばすことができます。このように、キーワードに分解してアイデアを出すことで、テーマを多面的に捉えることができるようになるというメリットがあります。

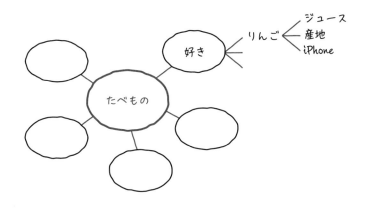

また、パソコン上でマインドマップを作成するアプリケーションもあります。XMindは、アイコンやイラストを貼り付けることも可能です。

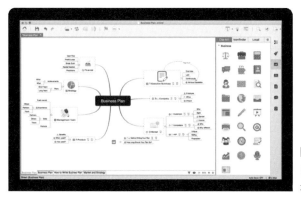

図9 ● Xmind の例
出典：https://jp.
xmind. net/

第**4**章 ファシリテーション

KJ法

KJ法は、文化人類学者の川喜田二郎氏が考え出した方法です。発案者のイニシャルをとってKJ法と呼ばれています。

KJ法では、あるテーマに関して、多様かつ多数のデータを入手したとき、データを整理し、その中から鍵となる概念を見つけ出していきます。

■KJ法のステップ
1. アイデアをラベル化する
2. ラベルをグループ化する
3. 関係性を図解化する
4. 図解を元に文章化する

ステップ1：アイデアをラベル化する

1枚のカードや付箋に、1つのアイデアを書き込み、たくさんのラベルを作ります。ラベルは、ホワイトボードや大きな用紙、机の上など、広いスペースに並べていきます。この時点で、並べる位置や順番は気にしなくても大丈夫です。

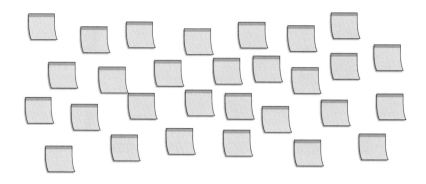

ステップ2：ラベルをグループ化する

　アイデアを収束させるために、並べたラベルをグループ化して表札（タイトル）をつけていきます。グループ化するときには、内容の似ているラベル同士をグループにしていきます。すべてのグループが10個未満になるまで、グループ化を繰り返します。付箋の場合は、違う色を表札に使うと、よりわかりやすくなります。

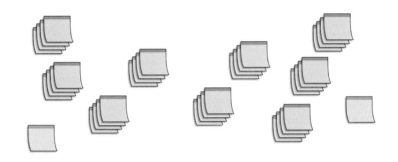

●“1匹オオカミ” はそのままで

　このとき、どのグループにも所属しないような1匹オオカミがあったとしても問題はありません。無理やりグループ化はしないで、そのまま1枚で残しておきます。

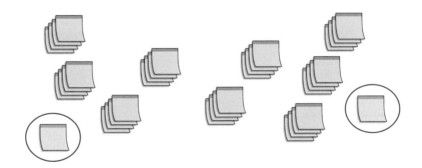

第4章 ファシリテーション

さらに関連性のあるもの同士で、大きなグループとしてまとめ、グループに表札をつけていきます。

　先ほどまで1匹オオカミだったラベルも、ここではグループ化できるかもしれません。もしグループ化できなければ、最後まで1匹オオカミのままでも大丈夫です。

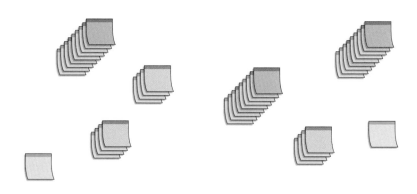

ステップ3：関係性を図解化する

　ステップ3では、グループ同士の関係性をわかりやすくするための作業をします。まずは関連性の高そうなグループと近づけて、配置をしなおします。

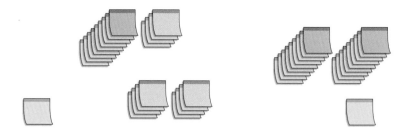

　次に、グループ化したラベルを広げて、相関性を図解します。図解化するときには、大きなグループからはじめていくと、関係性がまとめやすくなります。

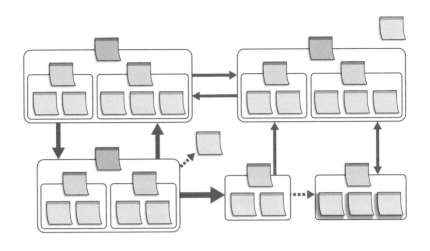

ステップ4：図解を元に文章化する

　最後に、ステップ4では、図解化したラベルを参考にして文章にします。このようなステップで、文字や文章にして書かれたデータを**質的データ**と呼びます。

　KJ法は質的データを分類して、構造を見つけるために、幅広く利用することができます。KJ法は1人でもできますし、グループで集まって行うこともできます。

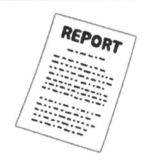

図解化に使えるフレームワーク

　図解をする際には、次の4つのフレームワークを使うとわかりやすくなります。

　ツリー型は、要素をレベルに分類して階層状に示す図解パターンです。論理的な構造を示したいときに使います。

　サテライト型は、要素の相互依存関係を示す図形のパターンです。すべての要素が対等な関係性を持っているときに使います。

　フロー型は、要素の時間的な流れを示す図形パターンです。通常は、

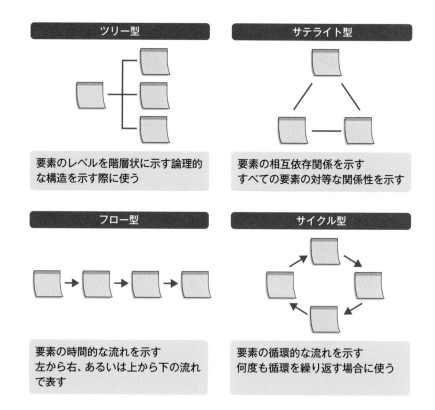

ツリー型
要素のレベルを階層状に示す論理的
な構造を示す際に使う

サテライト型
要素の相互依存関係を示す
すべての要素の対等な関係性を示す

フロー型
要素の時間的な流れを示す
左から右、あるいは上から下の流れ
で表す

サイクル型
要素の循環的な流れを示す
何度も循環を繰り返す場合に使う

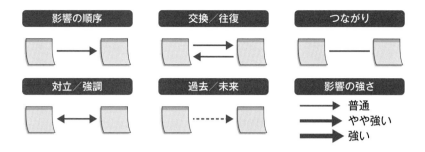

| 影響の順序 | 交換／往復 | つながり |
| 対立／強調 | 過去／未来 | 影響の強さ |

影響の強さ
→ 普通
→ やや強い
→ 強い

左から右、あるいは上から下の流れで表します。

　サイクル型は、要素の循環的な流れを示す図解パターンです。何度も循環を繰り返す場合に使います。

図解化に使う矢印

　図解をする際には、影響の順序やつながり、影響の強さなどに応じて矢印を使いわけると、見た目でわかりやすくなります。

話し合いの共通の記録として残る

　ファシリテーション・グラフィックは、研修でメンバーが議論に集中できるという効果以外にも、記録として残るというメリットがあります。医療職はシフト勤務があるため、全員同じ時間に同じ場所へ集まり研修や会議に参加できるわけではありません。とくに会議などで決定事項があったとき、参加できなかったスタッフには、結論だけ知らされることが多いのではないでしょうか。

　こうした中、グラフィックには、結論やそこに至るまでのプロセスが描かれているため、話し合いのプロセスを共有するための記録としても使うことができます。参加できなかった人たちにもどのようなプロセスを経て結論に至ったのか知ってもらうために、グラフィックを画像にして議事録に添付する、カンファレンス室へ一定期間貼り出すなどされるとよいでしょう。

グラフィックの基本パターンを使う

　グラフィックを描きながら話し合いを活性化するためには、用紙全体をうまく使う必要があります。グラフィックには、基本のパターンがいくつかあります。これらのパターンは、発散したいとき、収束したいときなど、目的によって使い分けます。ここでは、よく使う3つのパターンについてご紹介します。

リスト型

　議論の流れに沿って箇条書きで記録していきます。小見出しやインデントを使い階層化しながら、ポイントとなる意見や合意事項を記録するときに活用できます。どんな話し合いでも使えるのが特徴です。まずは、リスト型を使いこなすとよいでしょう。

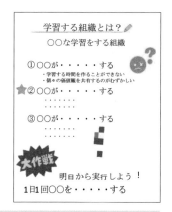

マンダラ型

　中心から四方八方に意見やアイデアを描いていきます。自由奔放にアイデアを出し合うとき多彩な意見を整理していくときに活用できます。中心に話し合いのテーマを描き、図形や強調などを使ってまとめていきます。

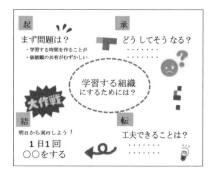

チャート型

議論の構造が一目でわかるため、重要なポイントを漏らすことなく幅広い視点で問題を考えることができます。チャートで整理したあとは、それに基づいて対話を進めていきます。論点があちこちに飛ぶことがなくなるため、進行もスムーズになります。

研修参加者の中には、こうしたグラフィックを描いたことがない方がいるか

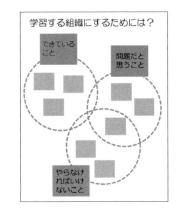

もしれません。そのため、研修でグラフィックを描いてもらうときには、事前にグラフィックの基本パターンについてレクチャーすることをおすすめします。さらに、グラフィックの手本を見せることによって、字の大きさやマーカーの太さ、段組やスペース配分などイメージしやすくなるでしょう。

グラフィックを描くことによって、参加者は研修内容の理解が深まると同時に、グラフィックを描くスキルを身につけることができます。グラフィックは、グループワークだけではなく、1人でレポートの構想を練るとき、問題を解決したいときなど、さまざまな場面で活用できます。とりわけ研修で使うことが多いですので、入職してすぐにでも知っておいてもらうとよいかもしれませんね。

◉ **参考文献**
- 堀公俊, 加藤彰. ファシリテーション・グラフィック. 日本経済新聞社. 2006

第**4**章 ファシリテーション

グラフィックを使って
研修の改善点をみつける

　次年度に向けて研修を改善したい！　でも、何から始めたらよいのか
わからないということがあるのではないでしょうか。そのようなときに
は、グラフィックを使うことをおすすめします。

　まず、真ん中にテーマを書きます。「研修改善」でもいいですが、も
し改善したいと思う部分があれば、そこを重点的に見直すとよいでしょ
う。

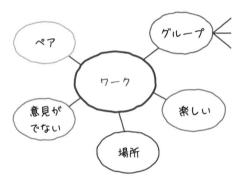

手書きのマップを作る

　コピー用紙やノートでも構いません。A4サイズ以上で無地の紙を横
向きに使います。たくさんの色を使ってカラフルに描くと、より生き生
きとしたマップを作成することができます。

マインドマップから文章を作成する

　マップの単語を箇条書きにしていくと、アウトラインを作ることがで
きます。さらにアウトラインを文章にすることで、研修の改善提案書を
作成することも可能です。手がかりもなく、文章を書くのは難しいもの
です。ぜひさまざまな場面でマップを活用していただければと思います。

Q1 研修を行う際、適切な方法はどれでしょう？

① 講師としての威厳を保つために失敗体験は話さないようにする

② 講師自身の看護体験やそのときの感情を伝えるようにする

③ わざわざ集まっているので個人ワークは取り入れず、グループワークを行う

Q2 グループワークを行うときに留意する点として正しいものは？

① グループワークのあとは必ず全体発表を行い、情報を共有する時間を設ける

② 医療職はみんなグループワークに慣れているので、講師やファシリテーターは口を出さないように心がける

③ まずは簡単な活動から始めて成功体験を与えるように設定する

Q3 シナリオベースの多重課題研修で留意する点として正しいものは？

① 同じ部署の参加者が同じグループにならないようにグループ分けをする

② 参加者の多くが病棟勤務であるため、一般病棟の事例をベースとしてシナリオを作成する

③ 近い業務をしている部門ごとでグループを作り、グループの特性に合わせたシナリオを提示する

▶解答はp236にあります。

第4章 ファシリテーション

第5章

まとめ

オンライン研修では
オペレーターが必要

オンラインにおける研修の運営では、講師のほかにオペレーターをおくことをお勧めします。オペレーターとは、対面研修でいう「会場係」を指します。オンライン研修の場合、アプリケーションの設定や操作などテクニカルな部分はオペレーターに任せることにより、講師は研修に注力できるとともに、参加者のサポートがよりスムーズになります。

オペレーターの役割

オペレーターの役割は研修時間や参加者の人数によって異なります。主に事前準備、研修当日の運営、参加者のサポート、研修後の対応を行います。

● 事前準備
- 研修の告知（オンラインで受講するための要件も提示）
- 参加申込対応
- 事前課題の周知と取りまとめ
- アプリケーション、会議室（リンク作成）・機材の準備
- 当日のスケジュール、参加方法、会議室（リンク）などを送付
- 当日と同じ環境で講師とリハーサル（画面共有、音声、ビデオの操作確認）

● 研修当日の運営
- アプリケーションの操作（ホスト）
- 講師を共同ホストに設定
- 講師とリハーサル（画面共有、音声、ビデオの操作確認）

- ブレイクアウトセッション（グループ）の設定
- 講師のインターネット回線の不具合時に対応（事前に講義資料を受け取っておき、代わりに画面共有するなど）
- チャット、投票の管理
- 参加者受付（ログイン状況）、出席確認
- アンケート実施（チャットにアンケートのリンクを提示）
- チャットや投票のデータ保存

● 参加者のサポート
- Web会議アプリケーションのログイン
- ツールの使い方の説明
- テクニカルな質問に対する対応
- メインルームからブレイクアウトセッションへの移動
- インターネット回線が不安定な参加者のサポート

● 研修後の対応
- チャットや投票のデータを講師に送付
- アンケートデータの取りまとめ
- 事後課題の周知と取りまとめ

　基本的な項目だけでも、多くの役割を担う必要があります。また、対面研修の会場係とは役割が異なるということもイメージしていただけたのではないでしょうか。講師も参加者も安心して研修に臨めるようにするためにも、オペレーターは不可欠でしょう。

　オンライン研修で、オペレーターはホストの役割を担います。十分リハーサルを行い、当日に備えます。リハーサルは、研修の10日〜1週間前と、研修当日（1時間〜30分前まで）、少なくとも2回行うことをお勧めします。

第5章
まとめ

● オペレーター：配信チェックリスト（Zoom の場合）

配信準備	配信PC	•PCの充電は100%になっている	
		•電源にコンセントを接続している	
		•有線でインターネットに接続している	
	予備PC	•予備のPCを用意する（配信PCと同様にチェック）	
	Zoom設定	•アプリケーションが最新か確認する	
		•ブレイクアウトセッション（グループ）を設定する	
		•投票を設定する	
	配信環境	•携帯電話の電源をOFFにする	
		•エアコンの音が大きい場合はOFFにする	
資料準備	講義資料	•ホストPCから講義資料を画面共有できるように準備する	
	配布資料	•資料をPDFにしてドライブに挿入し、リンクを取得する（チャットに資料のリンクを貼り付ける準備）	
配信テスト	Zoom設定	•ホスト用のアカウントにサインインする	
		•講師、研修担当者、ファシリテーターを共同ホストに設定する	
		•上部のバーから［参加者］→［参加時にミュート］を選択する	
		•音声の設定（スピーカー・マイク）を確認して調整する	
	配信確認	•音声・ビデオのテストをする	
		•画面共有のテストをする	
		•スライドの再生（スライド内のビデオや音声を含む）を確認する	
		•チャットの送受信を確認する	
本番配信	Zoom設定	•録画が開始されていることを確認する	
	配布資料	•チャットに資料のリンクを貼り付ける	
	案内	•研修の注意事項について案内する	
	ブレイクアウトセッション	•講師の合図でブレイクアウトセッションを開始・終了する	
	投票	•講師の合図で投票を行う	
	事後アンケート	•アンケートのリンクをチャットに貼り付ける	
終了時	データ保存	•チャットのデータを保存する	
		•投票のデータを保存する	

※ダウンロードできます（p239参照）

教育・研修で困った場面への対処方法

相手の反応がわからないので講義しにくい

　オンラインの研修では、「相手の反応がわからないので講義しにくい」という理由から、参加者のカメラをオンにするように指示をする講師が少なくありません。では、ビデオをオンにすれば、参加者の様子が把握でき、研修の効果があがるのでしょうか。みなさんは、オンライン研修でカメラをオンにしたときに、自分自身のカメラの映り具合が気になり、身だしなみを整えたり、座る位置を調整したりした経験があるのではないでしょうか。実は、パソコンの画面に自分や参加者の顔が映っている場合、画面に共有されているスライドよりも、人の顔に目がいきがちになってしまいます。つまり、カメラをオンにすることは、参加者にとって集中の妨げになり得るのです。そのため、カメラをオンにするタイミングは、少人数でグループワークをするときなど、顔が見えた方が話しやすいときのみにすることをお勧めします。レクチャーをしている間、参加者の反応がないと話しにくいと感じる場合には、以下のツールを活用するとよいでしょう。

- チャット
- アンケート
- 投票
- 反応機能

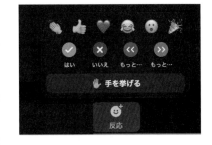

　なかでも簡便に利用できるのは「反応機能」です。たとえば、「○○を経験したことがある方は手をあげてください」とたずねます。そして、手をあげている人の割合

を把握したり、「ほとんどの方が同じような経験をされているのですね。私もそうです」などと共感を示したりすることができます。

どうしても一方向で話をしてしまう

浦田くんの医療安全研修(第2章)の例のように、講師は一生懸命伝えようとすると、つい話が長くなりがちになります。しかし、一方的に伝えるだけで参加者の記憶に残らなければ、現場での実践に活かすことはできません。参加者が主体的に参加できるように設計を見直すとよいでしょう。

- 90/20/8の法則になっているか確認する
- リビジットを設計する
- ロケットモデルで研修の設計をチェックする
- 教育計画をチェックする

配布資料を印刷して配布できない

PDFで資料を用意し、Googleドライブなどのフォルダにアップロードしてリンクを共有すると便利です。このとき、大量の資料をプリントアウトできない、複数枚のスライドを1ページにして印刷することができない参加者がいることに考慮する必要があります。配布資料は用紙1枚あたり4〜8スライドにしてPDF化するなど、少しでも印刷枚数が減るように配慮します。

時間どおりに進められるか心配

研修が時間どおりに進んでいるか確認するために、実施計画をプリントアウトして手元に置いておくようにします。加えて、時計とタイマーを見やすい位置に設置し、研修の流れと時間が一目でわかるようにする

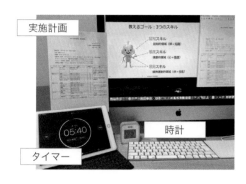

とよいでしょう。またワークは想定よりも時間がかかることがあります。余裕をもって時間を設定しておくことにより、臨機応変に対応することができます。

使ったことのないアプリでの講義を依頼された

テクニカルな部分はオペレーターに任せられるか確認したうえで依頼を受けるようにします。その際、使い慣れているアプリケーションとの類似点、相違点、予定しているワークや投票などを行うことができるか確認します。その上で、使い方に慣れるための練習やリハーサルを事前に行うようにします。

予期せぬトラブルに対応できるか不安

オンライン研修の場合、物理的に異なる空間にいるため、トラブルが起きたときは自力で対応しなければなりません。そのとき迅速に対応するためにも、バックアップパソコンを用意します。講師は2台のパソコ

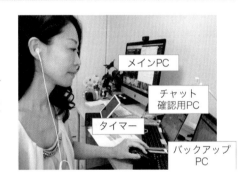

メインPC
チャット確認用PC
タイマー
バックアップ PC

ンでログインして、メインのパソコンで不具合が生じた際には、2台目のパソコンへ切り替えるようにします。また、Zoom のアプリケーションやウイルスソフトウェアが古いバージョンの場合、画面共有がうまくいかないなどのトラブルが起こる可能性があります。ソフトウェア類が最新のものになっているか、事前に確認が必要です。

参加者の理解度が把握できない

参加者のビデオを ON にするなど、視覚から入る情報のみで理解度を把握するには限界があります。オンラインで使えるツールを用いて講義の途中（目安は8分ごと）で理解度を把握するとよいでしょう。短い質

間を用意してアンケートに回答してもらい、理解できている部分とそうでない部分を明確にします。その場で補足説明をすることによって、参加者が途中でついていけないといった事態を回避することができます。

ブレイクアウトルームでワークの進行具合が把握できない

グループワークの進行を把握するためには、第3章で紹介した「手書きツールの活用」(p119) をお勧めします。各グループのシートを確認・巡回することにより、ルームに入らなくても、おおよそ進行具合を確認することが可能です。

ブレイクアウトルームでワークが進まない

参加者が必ずしもオンライン研修に慣れているとは限りません。ブレイクアウトルームに入る前には、グループでどのような活動をするのか、より具体的に説明するようにします。口頭の説明だけではなく、配布資料にもワークの進め方を示しておきます。

また、個々の考えがまとまらないうちにワークに入ると、対話が進まなくなる場合があります。事前に個人で考える時間を設けてからグループワークを始めるのもポイントの1つです。

グループワークの説明例

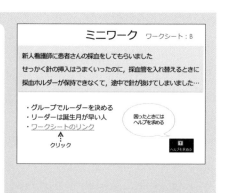

グループに分かれてワークを行います。テーマは〇〇です。グループに入ったらリーダーを決めていただきます。リーダーはxxxxxの人です。ワークの時間は8分です。

yy時zz分に終了となります。ワークの進め方など困るようなことがあれば「ヘルプ」を求めてください。

参加者のインターネット環境が心配

　参加者の中には、インターネット回線が不安定で途中で通信が途切れてしまう方もいます。こうしたトラブルが起きたとき対応できるように、第3章 (p127) でお伝えした「トラブルシューティング」を事前に配布しておきます。緊急連絡先を明記しておくことによって、参加者は不測の事態にも落ち着いて対処することができます。また、オンライン研修に不慣れで不安を抱いている参加者には、事前に接続テストを行う機会を設けるとよいでしょう。

準備しているツールを参加者がうまく使えるか不安

　ツールの基本的な使い方は配布資料などで事前に伝えておくことによって、スムーズに研修を進めることができます。たとえば、Google ドライブを併用するときには、事前にリンクを知らせて、ログインできるか確認してもらうようにします。また、オリエンテーションでは研修で使用するツールを紹介しつつ、アクティビティに参加してもらうという方法もあります。

- ○○○について考えていただく時間を60秒とります。チャットは一斉に送信してもらいますので、書き込んだら送信ボタンを押さずに待っていてください。
- △△△についてどう考えますか？　30秒後に合図をしたら、反応ボタンの「はい」「いいえ」を押していただきます。

スマートフォンやタブレットで受講する参加者がいる

　スマートフォンやタブレットの場合、アプリケーションのすべての機能が使えるとは限りません。また、画面やボタンの見え方や操作方法が異なることがあります。事前準備では、パソコン、スマートフォンなどあらゆるデバイスでログインして、想定しているワークが実施できるか確認します。さらに、投票、チャット、反応機能などの使い方において質問があった場合に、いずれのデバイスについても説明できるように事

第5章 まとめ

前に確認しておきます。

　とくに、Google ドライブは、スマートフォンで参加している場合、うまく書き込みができない場合があります。そうしたケースも考慮して「グループの中で書き込みができない方がいたら、他のメンバーが代わりに入力の手助けをしてください」など周知しておくとよいでしょう。

チャットの質問をどう取りまとめて答えたらいいのかわからない

　オンライン研修では、質問をチャットで受け付けることが多いです。一方で、ワークでもチャットを利用していると、質問が埋もれてしまう可能性があります。こうした事態を避けるためにも、チャットの質問の取りまとめはオペレーターが担当するとよいでしょう。質問内容は Google スライドにまとめると便利です。質疑応答では、講師がスライドを画面共有することによって、参加者はどのような質問に答えているのか把握しやすくなります。アプリケーションの操作などテクニカルな質問については、適宜オペレーターが対応するとよいでしょう。

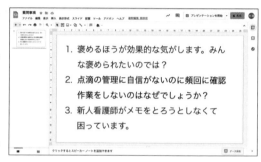

■確認テスト解答

1章（p28）	Q1 ③	Q2 ②	Q3 ②
2章（p88）	Q1 ②	Q2 ①	Q3 ③
3章（p151）	Q1 ③	Q2 ③	Q3 ①
4章（p225）	Q1 ②	Q2 ③	Q3 ③

おわりに

　この本では、医療者のための教える技術をテーマとして、「教えるスキル」「研修設計力」「研修運営力」を高める方法や事例をご紹介してきました。「さっそく実践で活用したい！」という思いに駆られながら読み進めていただけることを願っています。

　研修の形態は、IT技術の発展や社会的状況、参加者のニーズによって急速に発展しました。一方、オンライン研修は一般的に捉えると、実はとりわけ新しい手法というわけではないのです。私たちの多くが対面研修がスタンダードなスタイルであり、対面研修のほうが効果があると思い込んでいただけなんです。

　冒頭でもお伝えしたとおり、研修の成果は、参加者が学んだことを実践場面で活用できたかどうかによって測られます。そして、対面でもオンラインでも、参加者が主体的に知識やスキルを習得できるようにサポートするという点は変わりありません。しかしながら、医療者を対象とした研修では、オンラインのみで習得することが難しいスキルもあります。そのため、これまで以上に教育委員会と部署の教育責任者が連携を図り、参加者が「研修」と「部署でのサポート」に境目を感じることなく、シームレスで効果的な教育支援体制の構築が望まれます。

　2020年から、私たちを取り巻く環境は大きく変化しました。とくに、緊急事態宣言下において教育研修の選択肢は限られていました。また後戻りすることなく、研修のあり方について改めて見直す契機となることを願っています。

資料ダウンロード方法

本書の資料は、WEB ページからダウンロードすることができます。以下の手順でアクセスしてください。

■メディカ ID（旧メディカパスポート）未登録の場合

メディカ出版コンテンツサービスサイト「ログイン」ページにアクセスし、「初めての方」から会員登録（無料）を行った後、下記の手順にお進みください。

https://database.medica.co.jp/login/

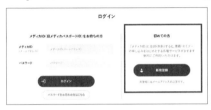

■メディカ ID（旧メディカパスポート）ご登録済の場合

①メディカ出版コンテンツサービスサイト「マイページ」にアクセスし、メディカ ID でログイン後、下記のロック解除キーを入力し「送信」ボタンを押してください。

https://database.medica.co.jp/mypage/

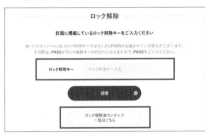

②送信すると、「ロック解除されたコンテンツは下記でご覧いただけます。下の一覧ボタンを押してください」と表示が出ます。「ロック解除済コンテンツ一覧はこちら」ボタンを押して、一覧表示へ移動してください。

③一覧の中からダウンロードしたい番組（本書）のサムネイルを押すと、本書の資料一覧がすべて表示されます。

④ダウンロードしたい資料のサムネイルを押すと「ダウンロード」ボタンが表示され、資料のダウンロードが可能になります。

※「ロック解除済コンテンツ一覧はこちら」では、以前にロック解除した履歴のあるコンテンツを全て表示しています。

ロック解除キー　oshierugizyutsu2021

＊WEBページのロック解除キーは本書発行日（最新のもの）より3年間有効です。有効期間終了後、本サービスは読者に通知なく休止もしくは終了する場合があります。

＊メディカID・パスワードの、第三者への譲渡、売買、承継、貸与、開示、漏洩にはご注意ください。

＊ロック解除キーの第三者への再配布、商用利用はできません。データは研修ツール（講義資料・配布資料など）としてご利用いただけます。

＊図書館での貸し出しの場合、閲覧に要するメディカID登録は、利用者個人が行ってください（貸し出し者による取得・配布不可）。

＊雑誌や書籍、その他の媒体および学術論文に転載をご希望の場合は、当社まで別途お問い合わせください。

＊ダウンロードした資料をもとに作成・アレンジされた個々の制作物の正確性・内容につきましては、当社は一切責任を負いません。

●著者紹介

杉浦真由美（すぎうら・まゆみ）

北海道大学高等教育推進機構
オープンエデュケーションセンター助教
博士（人間科学）（早稲田大学）

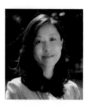

看護師として総合病院に勤務しながら、早稲田大学人間科学部
に入学。2011年、同大学大学院人間科学研究科へ進学（教育コ
ミュニケーション情報科学領域・インストラクショナルデザイ
ン専攻）し、2017年に博士号を取得（人間科学）。2018年より
札幌医科大学医療人育成センター教育開発研究部門講師を務め、
2020年より現職。
専門は教育工学（とくにインストラクショナルデザイン・医学
教育）。大学教員の傍ら、「教える技術」に関するセミナー、研
究カフェなどを全国で開催している。著書（単著）に『伝わる・
身につく　ナースのための教える技術』（メディカ出版）がある。

キャンディ リンク ブックス
CandY Link Books

医療者のための教える技術
──オンラインと対面のハイブリッド教育研修

2021年9月1日発行　第1版第1刷

著　者　杉浦真由美

発行者　長谷川　翔

発行所　株式会社メディカ出版
　　　　〒532-8588
　　　　大阪市淀川区宮原3-4-30
　　　　ニッセイ新大阪ビル16F
　　　　https://www.medica.co.jp/

編集担当　上田真之／佐藤いくよ
装　　幀　臼井弘志
本文イラスト　早瀬あやき
印刷・製本　日経印刷株式会社

ISBN978-4-8404-7580-8　　Printed and bound in Japan